"Principio de la sabiduría es el temor del Señor, y conocer al Santo es inteligencia."

A

El Médico Consciente

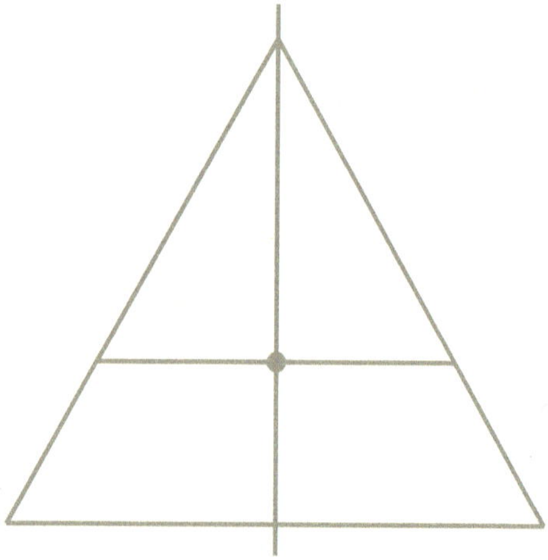

Creando una nueva consciencia en los sistemas de salud

LA MEDICINA DEL HERMANO MAYOR

¿Por qué seguimos financiando la enfermedad en lugar de la salud?

Cuadernos del Médico Consciente
Volumen II

Dr. Itamar Rodríguez B.

DERECHOS DE AUTOR

La Medicina del Hermano Mayor
Cuadernos del Médico Consciente · Volumen II

Primera edición, 2026. Quito, Ecuador.

ISBN: 978-9907-0-1803-5
CDD: 362 –
THEMA: MBPM, MBPA

Sobre el método de trabajo de esta obra
La arquitectura conceptual de este libro —los cinco diagnósticos institucionales que acuña, la selección de las fuentes históricas y teóricas, el recorrido de sus cinco capítulos y las propuestas que formula, así como la redacción general— es obra del autor.
En su corrección de redacción, investigación documental y edición se empleó inteligencia artificial como herramienta de trabajo, bajo dirección, criterio y decisión editorial del Dr. Itamar Rodríguez B. Cada fuente histórica, cada dato y cada referencia bibliográfica fueron verificados por el autor, que asume la responsabilidad plena sobre el contenido final y sobre cualquier error que subsista en él.

Se declara este método por la misma razón que atraviesa el libro entero: ningún sistema mejora aquello cuyo funcionamiento se niega a examinar.

Aviso legal

Contacto y comunidad: www.elmedicoconsciente.com

DEDICATORIA

A Aurelio, por su acompañamiento y enseñanzas aún cuando no fue del todo consciente de ello. Sin su presencia, con defectos y virtudes, esta obra no hacría sido posible.
Llevo conmigo en la mente y el corazón las largas conversaciones, las anécdotas e historias, reales o inventadas, los consejos y desafíos. Lamento el tiempo que nos faltó.
En el tiempo, en la distancia y en los planos existentes... gracias... con amor.

ÍNDICE

MANIFIESTO HACIA UNA NUEVA GOBERNANZA DE LA SALUD

Toda época necesita revisar las preguntas con las que intenta resolver sus problemas.

Durante décadas hemos preguntado cuántos hospitales debemos construir, cuántas camas necesitamos, cuántas cirugías realizamos, cuántos pacientes fuimos capaces de atender. Gracias a esas preguntas perfeccionamos una capacidad extraordinaria para reparar el daño.

Pero olvidamos formular la más importante.

¿Cómo construimos una sociedad que necesite cada vez menos reparación?

Este segundo volumen de los Cuadernos del Médico Consciente nace de esa inquietud.

No pretende disminuir el valor de los hospitales ni cuestionar el compromiso de quienes trabajan diariamente en ellos. Todo lo contrario. Reconoce que la medicina moderna ha alcanzado logros que hace apenas un siglo habrían parecido milagrosos.

Lo que cuestiona es otra cosa.

Cuestiona un modelo de gobernanza que terminó confundiendo la intensidad del trabajo con el cumplimiento del propósito. Que aprendió a celebrar la enfermedad atendida antes que la salud conservada.

Que convirtió la ocupación hospitalaria en un símbolo de éxito cuando, con demasiada frecuencia, representa el fracaso acumulado de la prevención.

Gobernar un sistema de salud no consiste únicamente en administrar recursos.

Consiste en orientar cada decisión hacia la protección de la vida antes de que aparezca el daño.

Por eso proponemos un cambio de perspectiva.

Dejar de preguntar cuánto producimos.

Comenzar a preguntar cuánto bienestar construimos.

Dejar de medir únicamente procedimientos.

Aprender a medir dignidad.

Dejar de organizar el sistema alrededor de la enfermedad.

Volver a organizarlo alrededor de las personas.

Este no es un llamado contra los hospitales.

Es un llamado para devolverles el lugar que siempre debieron ocupar: ser el último recurso de una sociedad que hizo todo lo posible por evitar que sus ciudadanos llegaran hasta ellos.

Creemos que la salud pública debe recuperar su vocación anticipatoria.

Que la Atención Primaria de Salud debe dejar de ser una estrategia proclamada en los documentos y ausente en los presupuestos, para convertirse en el principio que ordena el sistema entero.

Que el primer nivel de atención debe dejar de ser el escalón olvidado de la red, dotado siempre con lo que sobra, para recibir la capacidad resolutiva que la estrategia le exige.

Que la epidemiología debe ocupar nuevamente el lugar desde el cual se orientan las decisiones, y no el archivo donde se guardan los informes que nadie leyó.

Que los presupuestos deben premiar la prevención con la misma determinación con la que hoy financian la reparación.

Y que ningún indicador tendrá verdadero valor si olvida que detrás de cada número existe una persona irrepetible.

No proponemos una reforma administrativa.

Proponemos una reforma cultural.

Porque las organizaciones cambian cuando cambian sus incentivos.

Pero las sociedades cambian cuando cambian las ideas con las que interpretan el mundo.

Este cuaderno invita precisamente a eso.

A abandonar la lógica de la enfermedad administrada.
Y comenzar a construir la lógica de la salud gobernada.

No aspiramos a hospitales más llenos.

Aspiramos a comunidades más sanas.

No aspiramos a presupuestos cada vez mayores para reparar daños.

Aspiramos a una inteligencia colectiva capaz de impedir que esos daños ocurran.

No aspiramos únicamente a prolongar la vida.

Aspiramos a que esa vida pueda desarrollarse con dignidad.

Ese es el compromiso que inspira estas páginas.

Y esa es la convicción que las sostiene.

Porque la verdadera grandeza de un sistema sanitario nunca consistirá en demostrar cuánto sabe curar.

Consistirá en lograr que millones de personas puedan vivir plenamente sin llegar a necesitarlo.

Ese es el horizonte hacia el que queremos caminar.

Y ese horizonte tiene un nombre.

Gobernar la salud en lugar de administrar la enfermedad.

PRÓLOGO DEL AUTOR

La Manija que Nadie Ve Girar

Hay una fotografía que no existe y que, sin embargo, llevo conmigo desde hace años, como se lleva una cicatriz que nadie más puede ver.

En ella no hay un quirófano iluminado ni un equipo médico celebrando un rescate imposible.

Hay, apenas, un hombre solo, de pie junto a una bomba de agua pública, retirando en silencio una manija de hierro mientras la ciudad entera duerme sin saber que acaba de ser salvada.

Nadie aplaude en esa fotografía. Nadie la publica en un informe de gestión.

Y sin embargo, esa imagen, la del hermano mayor que cura antes de que el mal tenga nombre, es, a estas alturas de mi vida, la única imagen de éxito sanitario que todavía consigo tomarme completamente en serio.

Llevo suficientes años dentro de este sistema como para haber aprendido a desconfiar de los aplausos.

He visto celebrar, con discursos de inauguración y cintas cortadas, la apertura de hospitales que costaron fortunas y que tres años después seguían saturados exactamente en la misma proporción que antes de construirse. Nadie se había tomado la molestia de preguntar por qué se llenaban.

He firmado presupuestos que yo mismo sabía que perpetuaban el error que llevábamos décadas cometiendo. Los firmé con la mano más segura de lo que mi pulso interior habría querido admitir, porque cambiar esa línea específica significaba una guerra para la que, en ese momento, no teníamos ni el capital político ni la energía.

He aprendido, en resumen, lo que este cuaderno se propone mostrar con el rigor que el tema merece: que el sistema de salud que heredamos no está diseñado para curar a tiempo.

Está diseñado, con una eficiencia que a veces produce escalofríos, para curar tarde y con espectacularidad. Y para llamar a eso éxito.

No escribo estas líneas como alguien que ya resolvió el problema que este cuaderno describe.

Las escribo, con más transparencia de la que probablemente sea prudente, como alguien que todavía está en medio de esa batalla —algunas noches ganándola, otras perdiéndola— y que ha aprendido que ninguna victoria en este terreno es definitiva ni ruidosa.

Lo que sigue no es la crónica de un triunfo. Es un mapa.

Un mapa dibujado con la ayuda de Bian Que y su hermano invisible. De Ford y de Adam Smith. De Pico della Mirandola y Gabriel Marcel. De Michels y de Maquiavelo. De Ackoff. Y de un médico inglés llamado John Snow que una noche de 1854 retiró una manija sin esperar que nadie lo recordara.

El mapa que a mí me habría gustado tener antes de empezar a cometer, por mi cuenta, cada uno de los errores que aquí describimos con nombre propio.

Si diriges un centro de salud, un hospital, un ministerio o simplemente una consulta donde cada día decides, sin que nadie te lo reconozca formalmente, entre apagar el incendio de hoy o prevenir el de mañana, este cuaderno es para ti.

No te promete que ganarás la batalla.

Te promete que dejarás de pelearla a ciegas, y que aprenderás a reconocer, con nombre y apellido, cada uno de los mecanismos silenciosos que hasta ahora trabajaban en tu contra sin que supieras siquiera que tenían nombre.

La manija sigue ahí, en algún rincón de tu institución.

Esperando que alguien decida retirarla antes de que nadie tenga que enfermarse para que el sistema, por fin, se dé cuenta de que existía.

INTRODUCCIÓN

La Anatomía de un Sistema que aprendió a apagar Incendios

Todo sistema de salud, visto de cerca y durante el tiempo suficiente, revela una anatomía propia.

Un conjunto de órganos, flujos y reflejos que, como cualquier organismo vivo, ha aprendido a sobrevivir en su entorno. Aunque ese aprendizaje no siempre coincida con la misión que ese mismo sistema declara perseguir en sus documentos de creación.

Este cuaderno es, ante todo, un ejercicio de anatomía institucional. Cinco disecciones sucesivas, cada una practicada con un bisturí distinto —la historia, la filosofía, la economía, la sociología política, la teoría de sistemas—, sobre el mismo cuerpo enfermo que da título a su primer capítulo: el imperio de los cuerpos rotos.

El diagnóstico que atraviesa las cinco disecciones cabe en una sola frase, y funciona como columna vertebral de todo lo que sigue.

Hemos construido sistemas de salud que premian —financiera, profesional y narrativamente— la reparación del daño ya consumado, y que castigan con la misma consistencia la prevención del daño que nunca llegó a manifestarse.

Cada capítulo examina una faceta distinta de esa misma inversión de valores.

El primero, a través de la parábola china de Bian Que y de la economía de la prevención, describe el **Síndrome del Bombero Institucional**: la lógica presupuestaria que financia el incendio y abandona el cortafuegos.

El segundo, a través de la línea de montaje de Ford y la división del trabajo de Adam Smith, describe el **Efecto Pieza Suelta**: la fragmentación de tareas y de responsabilidad que permite que un sistema entero falle sin que ningún individuo, tomado por separado, haya actuado con negligencia identificable.

El tercero, a través del humanismo renacentista de Pico della Mirandola y la fenomenología del cuerpo de Gabriel Marcel, describe el **Síndrome del Expediente** y propone como antídoto operativo el **Cuidado Consciente**.

El cuarto, a través de la ley de hierro de la oligarquía de Robert Michels, de la advertencia de Maquiavelo sobre quien introduce un orden nuevo y del caso histórico de la resistencia gremial a la reforma sanitaria de Truman, describe el **Anticuerpo Institucional**: la defensa distribuida y aparentemente espontánea que cualquier sistema despliega contra quien intenta cambiarlo. Y ofrece, con el modelo de ventanas de política de John Kingdon, el instrumento para atravesarlo.

El quinto, a través de la teoría de sistemas de Russell Ackoff, describe la **Fiebre de la Ocupación** y culmina nombrando la síntesis que da título a todo el cuaderno: **la Medicina del Hermano Mayor.**

Ninguno de estos cinco diagnósticos pretende ser exhaustivo ni definitivo.

La gestión sanitaria pública es un territorio demasiado vasto para que cinco capítulos, por rigurosos que sean, agoten su complejidad. Administra la vida y la muerte de poblaciones enteras: ninguna disciplina con esa responsabilidad se deja resumir.

Lo que este cuaderno ofrece es un vocabulario.

Cinco conceptos con nombre propio, verificables y transmisibles, que cualquier lector puede llevarse a su institución el día siguiente a terminar esta lectura. Y usar para nombrar, quizá por primera vez con precisión, patologías que hasta ahora sentía sin lograr señalarlas ante su propio equipo directivo.

Nombrar una patología institucional no la cura por sí solo. Pero es, casi siempre, el primer paso indispensable.

Ningún sistema, ni el cuerpo humano ni el cuerpo institucional, empieza a sanar de una enfermedad cuyo nombre nadie se ha atrevido todavía a pronunciar en voz alta.

Una advertencia final, en honor a la honestidad que este cuaderno le exige a las instituciones que examina.

Nada de lo que aquí se propone es inédito. Cada solución que estas páginas defienden ya fue ensayada en algún sistema de salud del mundo, por alguien que decidió no seguir esperando. Lo único que este libro añade es haberlas reunido, con su historia y su evidencia al lado, para que nadie pueda decir que no existían.

Que sirva, entonces, no como un tratado más para la estantería, sino como una caja de herramientas de bolsillo para quien todavía cree que curar a tiempo merece tanta dignidad, tanto presupuesto y tanto reconocimiento narrativo como curar tarde con espectacularidad.

Dr. Itamar Rodríguez B.

CAPÍTULO I

EL IMPERIO DE LOS CUERPOS ROTOS

El Canon del Emperador Amarillo frente a la Quiebra de la Red Sanitaria Occidental

Nadie construye un dique cuando el río aún duerme. Se espera el desborde, se cuentan los ahogados, se levanta después, con las manos temblando, el muro que debía estar ya de pie. Así aprendimos a curar: tarde, con la casa inundada y el fuego en el tejado, pagando en oro lo que costaba en barro.

Los tres hermanos

Cuenta la tradición médica china que un marqués del reino de Wei preguntó una tarde a su médico de cabecera cuál de los tres hermanos de su propia familia era, en realidad, el mejor sanador.

El médico se llamaba Bian Que. La historia se transmitió de maestro a discípulo mucho antes de que alguien pensara en escribirla, y quedó fijada siglos después en los comentarios que rodean al *Huangdi Neijing*, el Canon Médico del Emperador Amarillo.

El marqués esperaba, con toda razón, que Bian Que se señalara a sí mismo. Era el más famoso de los tres. El que viajaba de corte en corte. El que las crónicas recordarían. El que había devuelto la vida, según se decía, a un príncipe ya dado por muerto.

Bian Que respondió con la calma de quien ha hecho las paces con su propio oficio.

Mi hermano mayor es el mejor de los tres, porque cura la enfermedad antes de que tenga forma. Interviene cuando el desequilibrio es todavía un rumor en el cuerpo, un movimiento apenas perceptible en el pulso, una sombra que solo él sabe leer. Su fama, por eso mismo, nunca sale de la casa: nadie celebra al médico que evitó que ocurriera lo que nunca llegó a ocurrir.

Mi segundo hermano es también mejor que yo, porque cura la enfermedad en su infancia, cuando apenas empieza a manifestarse. Su nombre es conocido en el vecindario, pero poco más allá, porque su trabajo consiste en apagar chispas antes de que sean incendio.

Yo, en cambio, solo actúo cuando la enfermedad ya está instalada con toda su fuerza. Abro venas, aplico agujas donde el dolor es insoportable, receto brebajes amargos para revertir lo que ya se ha desbordado. Por eso mi nombre se conoce en todo el reino. Por eso me llaman el gran médico.

Conviene recordar el tiempo en que ocurre esa conversación, porque le da su verdadera dimensión.

El reino de Wei existía en pleno Período de los Reinos Combatientes. La guerra entre estados se había vuelto tan cotidiana como la siembra del arroz, y los ejércitos marchaban de una frontera a otra dejando aldeas enteras vaciadas por el hambre y la peste.

En ese contexto de urgencia permanente, cualquier gobernante razonable habría exigido de su médico la cura inmediata del soldado herido y no la vigilancia paciente del campesino sano.

Bian Que eligió responder con una humildad que era, en realidad, la afirmación más radical posible sobre el valor del tiempo en la medicina: **el verdadero poder no está en curar rápido, está en no necesitar curar.**

El marqués, dice la tradición, guardó silencio largo rato antes de ordenar que se aumentara el estipendio del hermano mayor.

Nunca llegó a conocer su rostro.

La paradoja que ningún ministerio ha comprendido

Esa paradoja, entregada hace más de dos mil trescientos años, sigue sin ser comprendida por ningún ministerio de salud del mundo.

Seguimos construyendo monumentos a la medicina del tercer hermano. Hospitales de torres de cristal, quirófanos híbridos, resonadores de última generación: la medicina del desastre ya consumado.

Y dejamos morir de indiferencia presupuestaria a la medicina del hermano mayor, esa que no tiene estatuas porque su triunfo es invisible por definición.

El infarto que no ocurrió. La diabetes que no avanzó. El niño que nunca conoció la desnutrición porque alguien, en un centro de salud sin nombre, vigiló su crecimiento mes tras mes sin que nadie lo aplaudiera.

En la estructura de gobernanza de la antigua China, esta jerarquía no era una curiosidad anecdótica. Era doctrina de Estado.

El *Huangdi Neijing*, compilado y recompilado entre el siglo III antes de nuestra era y los primeros siglos de la dinastía Han, lo establece con una claridad que avergonzaría a cualquier plan estratégico institucional contemporáneo: *el sabio no trata la enfermedad ya presente, sino la que aún no lo está; no gobierna el desorden ya manifiesto, sino el que aún no se ha manifestado.*

El texto compara al mal gobernante y al mal médico con la misma característica de torpeza. Ambos esperan a que la sed apriete para cavar el pozo. Ambos esperan a que la guerra estalle para forjar las armas.

El médico imperial no era, en ese marco conceptual, un remendador de tejidos dañados. Era un estratega del equilibrio territorial. Un regulador de los flujos entre el cuerpo humano y el cuerpo del reino, porque ambos se entendían gobernados por las mismas leyes de circulación, drenaje y desborde que un ingeniero hidráulico aplicaría a un río.

Y aquí conviene detenerse en la imagen del río, porque no es casual.

La China imperial fue, desde sus primeras dinastías, una civilización obsesionada con el control del agua. Los diques del río Amarillo. Los canales de irrigación. Las crecidas que en un solo verano podían borrar generaciones enteras de cosechas y de aldeas.

Gobernar bien, en ese imaginario, era sinónimo de anticipar la crecida antes de que el agua tocara el primer tejado. Gobernar mal era esperar el desastre para después organizar, con gran solemnidad y gran gasto, el rescate de los que ya se estaban ahogando.

El cuerpo humano, para el médico imperial, no era una excepción a esa lógica hidráulica. Era su versión más íntima.

Existe incluso un término técnico para esto, y ningún gestor sanitario contemporáneo debería desconocerlo: **zhi wei bing**, tratar lo que aún no es enfermedad.

No es una metáfora poética ni una curiosidad de anticuario. Es, literalmente, el principio rector que el *Huangdi Neijing* propone como estándar de excelencia clínica.

Occidente, con toda su tecnología de diagnóstico por imagen y su genómica de precisión, sigue sin lograr instalarlo como principio rector de sus presupuestos.

Tenemos hoy herramientas de vigilancia epidemiológica que Bian Que jamás imaginó. Y seguimos gobernando nuestros sistemas con la mentalidad del tercer hermano: el que llega cuando ya no queda otra opción que abrir la vena.

La fábrica de reparación de daños

Cortemos aquí, con la misma frialdad con que un informe ejecutivo interrumpe una reunión de planificación, y volvamos al presente.

El diseño financiero de los sistemas de salud occidentales padece una anomalía estructural que ningún funcionario admite en voz alta y que todos, en el fondo, conocen: **premia económicamente su propio fracaso preventivo.**

Hemos edificado un modelo industrial de la enfermedad donde el éxito de una red asistencial se mide mediante indicadores de volumen reactivo. Contabilizamos con orgullo el porcentaje de camas ocupadas, el número de cirugías de alta complejidad resueltas, el volumen de facturación farmacéutica del tercer nivel.

Esa lógica convierte al hospital en una fábrica de reparación de daños terminados. Una infraestructura voraz que devora recursos públicos a medida que la población enferma.

Y establece el más perverso de los incentivos posibles: medida en esos términos, la salud colectiva representa un mal negocio para el balance de producción hospitalaria.

Siguiendo el estilo que hemos marcado para los Cuadernos del Médico Consciente, démosle nombre a esta anomalía. Las patologías institucionales que no tienen nombre tienden a repetirse sin que nadie las reconozca en su segunda o tercera aparición.

Llamémosla el **Síndrome del Bombero Institucional**: la cultura de asignación presupuestaria que financia con generosidad ilimitada la extinción del incendio —los cuidados intensivos, la cirugía de urgencia, la unidad coronaria— y con una miseria crónica, casi punitiva, la vigilancia que habría evitado que el fuego se encendiera.

Conviene distinguirlo de los dos conceptos que ya nombramos en el primer cuaderno de esta colección.

A diferencia del **Costo Latente de la No-Calidad**, que describe la ceguera del dato ante el daño acumulado y de la **Canibalización Presupuestaria Retardada**, que describe el mecanismo temporal por el cual cada ahorro mal entendido en prevención regresa multiplicado años después, el Síndrome del Bombero Institucional es previo a ambos.

Es la lógica de incentivo, el diseño mismo del tablero de mando, que decide, antes de que exista un solo paciente, que apagar incendios resulta más rentable, políticamente más visible y presupuestariamente más defendible que evitarlos.

Este síndrome alcanza su punto más álgido cuando se instala en el pensamiento de quienes deciden en el nivel más alto.

Recuerdo una discusión presupuestaria con el equipo de gobierno de una ministra de salud recién posesionada. Se trataba de definir dónde hacer los recortes urgentes que exigía un ministro de finanzas cuya visión estaba más puesta en su siguiente cargo internacional que en las necesidades del país.

La sorpresa fue mayúscula cuando el Coordinador Nacional Administrativo Financiero opinó que el gasto presupuestado de treinta y cinco millones de dólares para vacunación le parecía exorbitante.

Su razonamiento: no se habían visto problemas relacionados con ese rubro en más de veinte años, de modo que ahí se podían hacer recortes.

Nadie en esa sala advirtió que acababa de formularse, en voz alta y con toda inocencia, el argumento perfecto del tercer hermano. **La ausencia de epidemias durante dos décadas no era la prueba de que el gasto sobraba. Era la prueba de que funcionaba.**

En las salas de planificación del territorio, esa misma distorsión se replica hasta convertirse en una sangría indetenible.

Los directores provinciales o distritales, los gerentes de finanzas y los coordinadores nacionales observan, año tras año, cómo las partidas anuales se evaporan en el gasto corriente de los complejos hospitalarios de segundo y tercer nivel de las grandes ciudades.

Mientras tanto, los centros de salud comunitarios carecen de insumos básicos de diagnóstico, y las brigadas en territorio están desbordadas, cubriendo con voluntad lo que debería sostenerse con presupuesto.

El talento humano en salud queda atrapado en una trampa reactiva. Esperando en consultorios saturados a que las patologías crónicas alcancen estadios graves o presenten complicaciones agudas para poder intervenir.

Así se transforma la medicina pública en un costoso servicio de bomberos institucionales que solo sabe reaccionar al humo.

Una mañana en la periferia

Basta con visitar, una sola mañana, un centro de salud comunitario de cualquier periferia latinoamericana, africana o incluso de ciertos territorios europeos, para ver la anatomía exacta de esta trampa.

La sala de espera desborda desde las seis de la mañana con pacientes que llegan a pedir turno para un control que debería tomar quince minutos y termina tomando el día entero.

El refrigerador de biológicos funciona a media capacidad porque el generador de respaldo lleva meses esperando un repuesto que nunca llega a la lista de prioridades presupuestarias.

La enfermera de cabecera —heredera contemporánea del hermano mayor de Bian Que, aunque nadie en el ministerio use jamás esa comparación— hace malabares entre la vacunación infantil, el control prenatal y el tamizaje de hipertensión. Todo en la misma jornada. Con la misma escasez de insumos. Y con un salario que no refleja ni de lejos la magnitud del daño que su trabajo evita.

A quince kilómetros de distancia, en el hospital de referencia, un quirófano de última generación permanece encendido toda la noche, con anestesiólogos de guardia y presupuesto asegurado para el próximo semestre.

Nadie ha decidido conscientemente que uno merezca prosperar y el otro sobrevivir a medias.
Es, simplemente, el resultado natural de un sistema de incentivos que nunca fue diseñado con intención. Fue heredado, año tras año, de la inercia presupuestaria del año anterior.

La ley que ningún ministerio quiere citar

Existe una explicación empírica, formulada hace más de sesenta años, para el fenómeno que ese contraste describe. Y resulta llamativo lo poco que se la cita en las discusiones presupuestarias donde más falta hace.

En 1959, el médico y salubrista estadounidense Milton Roemer publicó, junto con Max Shain, un análisis sobre la relación entre la oferta de camas hospitalarias y su utilización real en distintos estados de su país.

Su hallazgo se resume en una frase que la literatura de política sanitaria terminó bautizando como la **Ley de Roemer**: *una cama construida es una cama ocupada.*

Roemer documentó que la disponibilidad de camas no responde a la demanda: **la genera**. En territorios con más camas por habitante, las tasas de hospitalización eran sistemáticamente mayores, sin que las condiciones de salud de esas poblaciones lo justificaran.

El mecanismo no requiere mala fe de nadie. Ante un paciente ambiguo, un médico que dispone de una cama libre tiende a ingresarlo; el mismo médico, ante el mismo paciente y sin cama disponible, encuentra una alternativa ambulatoria que resulta igualmente segura.

La consecuencia para la gestión es de un peso considerable, y conviene enunciarla sin rodeos.

La saturación hospitalaria no se resuelve construyendo más camas. Cada nueva cama se llenará, y en tres años el sistema volverá a declararse saturado con una infraestructura mayor, un gasto corriente mayor y exactamente la misma sensación de insuficiencia.

Es la razón por la cual tantas inauguraciones triunfales terminan, un lustro después, en el mismo diagnóstico que motivó la obra.

Roemer no argumentaba contra los hospitales. Argumentaba contra la creencia, todavía dominante en casi todos los ministerios de la región, de que la capacidad instalada es una respuesta a la necesidad, cuando en buena medida es su causa.

Volveremos sobre esta ley en el quinto capítulo, cuando examinemos la Fiebre de la Ocupación. Por ahora basta con retener su implicación presupuestaria: **si la oferta genera su propia demanda, entonces el único lugar donde el gasto puede reducirse de verdad es antes de que el paciente necesite la cama.**

Exactamente donde trabaja el hermano mayor.

La cibernética del bienestar

La gestión de las Redes Integradas de Servicios de Salud —lo que la Organización Panamericana de la Salud denomina RISS desde su hoja de ruta de 2010 para las Américas— exige abandonar la noción de que el hospital es el eje del sistema.

Desde la perspectiva de la cibernética de sistemas, una red de salud es un conjunto de flujos dinámicos interconectados que requiere mecanismos de autorregulación eficientes. No un archipiélago de instituciones compitiendo por presupuesto y prestigio.

Cuando el sistema enfoca toda su energía en los resultados intermedios —los llamados *outputs*, como el número de consultas individuales o los egresos hospitalarios—, pierde de vista los verdaderos resultados de impacto.

Esos *outcomes* de largo plazo son los que definen tanto la calidad de vida de la población como la viabilidad fiscal del Estado que la sostiene.

En 1974, un ministro de salud canadiense llamado Marc Lalonde publicó un documento que debería enseñarse en la primera semana de cualquier facultad de ciencias de la salud: *A New Perspective on the Health of Canadians.*

Lalonde y su equipo demostraron, con una honestidad estadística incómoda para el propio sistema que la financiaba, que la biología humana y los servicios de atención médica hospitalaria apenas determinan una fracción minoritaria de la salud real de las poblaciones.

Es decir: todo aquello en lo que un ministerio típico invierte la inmensa mayoría de su presupuesto.

El entorno socioeconómico, los estilos de vida y las condiciones del territorio representan, según ese modelo y los que lo sucedieron, el verdadero motor del bienestar colectivo.

Continuar inyectando el grueso del presupuesto público en el eslabón final de la cadena, ignorando las causas latentes del entorno, equivale a vaciar el océano con un balde mientras se ignoran las corrientes profundas que inundan la costa cada temporada.

Puntualmente. Como si el calendario no existiera para quienes deciden el gasto.

La gestión del riesgo en salud implica interceptar las desviaciones del sistema de forma temprana. Exactamente como el hermano mayor interceptaba el desequilibrio antes de que tuviera nombre.

Un sistema de salud inteligente no espera el ingreso de un paciente con accidente cerebrovascular al área de cuidados intensivos. Despliega control territorial en el primer nivel de atención para monitorear y estabilizar la presión arterial de la población vulnerable, cerrando el grifo de la morbilidad antes de que el daño inunde la alta complejidad.

La diferencia entre ambos modelos no es tecnológica ni siquiera científica. Es una diferencia de temporalidad: de dónde decide mirar el sistema antes de decidir actuar.

Dos tradiciones que nunca se leyeron

El biólogo austríaco Ludwig von Bertalanffy, fundador de la Teoría General de Sistemas a mediados del siglo pasado, enseñó algo que toda red sanitaria debería llevar tatuado en sus estatutos.

Ningún organismo vivo puede entenderse fragmentando sus partes y estudiándolas por separado. Las propiedades que importan —la salud, el equilibrio, la resiliencia— emergen precisamente de la interacción entre las partes, no de las partes en sí mismas.

Un sistema de salud fragmentado en silos administrativos que no se hablan entre sí no es un sistema en el sentido estricto de la palabra.

El hospital que no conoce al paciente del centro comunitario. El centro comunitario que no tiene acceso a la historia clínica del hospital. El nivel central que diseña políticas sin retroalimentación real del territorio.

Eso es una colección de órganos desconectados, cada uno luchando por su propia supervivencia presupuestaria. Incapaz de generar la propiedad que solo emerge cuando las partes se integran: la salud de la población como resultado colectivo, y no como suma de intervenciones individuales aisladas.

Resulta casi conmovedor que Bertalanffy haya llegado, por caminos completamente distintos, a la misma conclusión que los médicos imperiales chinos habían formulado dos mil años antes. Nada indica que conociera siquiera la existencia del *Huangdi Neijing*.

Que el cuerpo, la institución y el territorio son, en última instancia, la misma clase de objeto. Gobernado por las mismas leyes de retroalimentación. Y que ninguno de los tres puede curarse a pedazos.

Cuando dos tradiciones tan distantes en el tiempo y en el espacio llegan al mismo diagnóstico por vías independientes, suele ser buena señal de que ese diagnóstico describe algo real sobre cómo funcionan los sistemas vivos.

La pregunta pendiente para la salud pública contemporánea no es si la idea es cierta. La evidencia acumulada durante un siglo la respalda desde ángulos disciplinarios que nunca se pusieron de acuerdo en nada más.

La pregunta es por qué, sabiéndolo, seguimos construyendo nuestros ministerios como si cada dirección, cada nivel de atención y cada programa vertical no tuviera nada que ver con los demás.

Alma-Ata y la promesa que nadie financió

El mundo ya tuvo su momento de lucidez colectiva sobre este asunto. Vale la pena recordarlo, porque casi nadie en las nuevas generaciones de gestores lo estudia con el detalle que merece.

En septiembre de 1978, delegados de ciento treinta y cuatro países se reunieron en la ciudad kazaja de Alma-Ata, entonces parte de la Unión Soviética, y firmaron una declaración de ambición casi imprudente para la época: alcanzar *Salud para Todos en el Año 2000.*

Conviene precisar aquí algo que la propia literatura de gestión confunde con demasiada frecuencia, y de cuya distinción depende buena parte de lo que este cuaderno propone.

Alma-Ata no reclamó fortalecer un nivel de la red. Reclamó reorganizar el sistema entero bajo una estrategia.

La Atención Primaria de Salud, tal como la declaración la formuló, es una estrategia política y sanitaria: agua segura, saneamiento, nutrición, inmunización, acción intersectorial, participación comunitaria activa en las decisiones sobre la propia salud. Compromete a todo el sistema, incluido el hospital de especialidad y el ministerio de finanzas.

El primer nivel de atención, en cambio, es un escalón de la red de servicios: puestos y centros de salud con capacidad resolutiva de baja complejidad.

La confusión entre ambos no es un descuido de vocabulario. Tiene un costo verificable: **permite que un gobierno declare adhesión a la estrategia mientras se limita a construir algunos centros de salud más, sin tocar ninguno de los determinantes que la estrategia exige abordar.**

Alma-Ata fue, en esencia, la traducción moderna y a escala planetaria de la sabiduría del hermano mayor: invertir donde el desequilibrio todavía no tiene forma.

La promesa no se cumplió.

En los años posteriores a la declaración, el Banco Mundial y otros organismos financieros impulsaron modelos de atención primaria selectiva: intervenciones puntuales y baratas, fáciles de medir en un informe trimestral. Vaciaron de contenido político la propuesta original.

La inversión estructural en sistemas comunitarios de salud volvió a ceder terreno frente al financiamiento hospitalario de alta complejidad, que seguía siendo, para gobiernos y organismos multilaterales por igual, la vitrina visible del progreso.

El año 2000 llegó y se fue sin que la promesa se cumpliera en casi ningún país de renta media o baja.

En 2018, cuarenta años después, la comunidad sanitaria internacional volvió a reunirse en Astaná —la misma nación, con nombre distinto— para firmar una declaración de renovación que, en el fondo, admitía sin decirlo del todo que la promesa original seguía pendiente de pago.

Casi cinco décadas después de aquella primera firma, seguimos discutiendo con las mismas palabras si vale la pena financiar lo que no se ve.

Y cada nueva declaración internacional que reafirma la estrategia como prioridad, sin acompañarla de un compromiso presupuestario real y sostenido, corre el riesgo de terminar como la anterior.

Una fotografía solemne. Un comunicado optimista. Y un ministerio de finanzas que al día siguiente vuelve a firmar, casi por reflejo, el presupuesto ampliado del hospital más grande de la capital.

El costo catastrófico de la ineficiencia reactiva

Los números, que gobiernan de verdad el territorio aunque nadie los mencione en los discursos de inauguración, son elocuentes.

Estudios de economía de la salud validados por organismos multilaterales —entre ellos la propia OPS y estimaciones convergentes de la Organización Mundial de la Salud sobre enfermedades crónicas no transmisibles— sostienen de manera consistente que **la inversión de un dólar en estrategias de prevención y control en el primer nivel de atención genera un ahorro de varios dólares** en costos evitados de hospitalización y tratamiento de alta complejidad. En distintos contextos y patologías, esa proporción ha llegado a superar el uno a diez.

Mientras tanto, el avance descontrolado de las enfermedades crónicas no transmisibles prevenibles —diabetes, hipertensión, enfermedad renal terminal, buena parte de la carga oncológica— absorbe una proporción creciente y ya mayoritaria del presupuesto sanitario nacional en los países de la región.

Es una carga financiera que amenaza con quebrar la viabilidad de los fondos públicos de seguridad social en un horizonte que ya no es lejano.

Traduzcamos esa cifra a algo que un director provincial pueda sentir en el cuerpo, y no solo leer en una tabla.

Cada punto porcentual de presupuesto anual que se transfiere del primer nivel al tercero, sin que exista una razón epidemiológica que lo justifique, es un centro de salud rural que no abre los sábados. Es una enfermera comunitaria que no puede visitar a la anciana hipertensa del barrio periférico. Es un niño que llega a los cinco años sin que nadie haya medido jamás su curva de crecimiento.

El dinero no desaparece. Cambia de dirección, y lo hace siempre hacia el mismo lado: hacia el incendio y nunca hacia el cortafuegos.

Pensemos en una ciudad de doscientos mil habitantes, no muy distinta de cualquiera que podamos conocer.

Si su dirección de salud destinara un uno por ciento adicional del presupuesto anual —una cifra tan pequeña que rara vez sobrevive a la primera ronda de recortes— al control estructurado de la hipertensión y la diabetes en el primer nivel, la evidencia acumulada en estudios de costo-efectividad sugiere lo siguiente.

En un horizonte de cinco a diez años, esa ciudad podría evitar decenas de amputaciones, cientos de hospitalizaciones por descompensación aguda y varios ingresos a diálisis crónica. Cada uno de ellos cuesta, solo en facturación hospitalaria directa, muchas veces más que el programa preventivo completo.

La cuenta no es una exageración retórica. Es aritmética de salud pública. Y cualquier gerente financiero que se tome en serio su cargo debería exigir que se la presentaran antes de aprobar el presupuesto del próximo año fiscal.

Indicadores basados en valor

La transición hacia una salud pública consciente exige reconfigurar los tableros de control de la alta dirección.

Si los incentivos financieros continúan premiando la ocupación de camas, los gerentes hospitalarios seguirán compitiendo por recursos según el volumen de enfermos que logren capturar. Ningún discurso sobre prevención cambiará esa conducta mientras el incentivo real apunte en dirección contraria.

Hay que migrar hacia modelos de compra de servicios basados en valor, donde las transferencias presupuestarias a distritos y hospitales estén vinculadas a la reducción de la incidencia de complicaciones, a la disminución de reingresos evitables y a la mejora real de los indicadores de salud comunitaria.

Medida en el territorio. No en el informe de gestión.

La epidemiología de precisión ofrece hoy herramientas que Lalonde no pudo imaginar en 1974: georreferenciar el riesgo, anticipar brotes de patologías crónicas o infecciosas antes de que colapsen una sala de urgencias.

Al mapear las variables ambientales, el acceso al agua segura y los índices de sedentarismo barrio por barrio, las comisiones de planificación pueden diseñar intervenciones a la medida de cada micro-red. Rompiendo la inercia de las políticas uniformes diseñadas desde escritorios centrales que ignoran las asimetrías de la trinchera.

Imaginemos por un momento lo que eso significaría en la práctica.

Un tablero de mando territorial que cruce, calle por calle, la prevalencia de hipertensión no controlada con la distancia al centro de salud más cercano, con la disponibilidad de agua potable continua, con la densidad de locales de comida ultraprocesada por manzana.

Ese mismo tablero, actualizado en tiempo casi real, permitiría a un coordinador de zona decidir en qué barrio específico conviene reforzar la brigada de tamizaje este trimestre y no el siguiente. Con datos. No con intuición ni con presión política.

No se trata de ciencia ficción. La infraestructura tecnológica para hacerlo ya existe en la mayoría de nuestros países, dispersa entre ministerios que rara vez comparten sus bases de datos entre sí.

El obstáculo, una vez más, no es técnico.

Es que un sistema de salud gobernado con esa lógica dejaría de necesitar tantas camas. Y un sistema que necesita menos camas es, para quienes construyen, equipan y abastecen esas camas, un sistema que factura menos.

Gobernar bajo la lógica del hermano mayor no implica adoptar una postura mística ni añorar un pasado imperial que tuvo también sus propias crueldades.

Implica aplicar la ciencia de sistemas a la administración pública. Entender que cada decisión presupuestaria, cada recorte en el personal comunitario y cada inversión en infraestructura tecnológica tiene un impacto directo, medible y en última instancia moral, sobre el equilibrio financiero y humano de la red completa.

Tres países que ya lo hicieron

No se trata de una utopía sin evidencia empírica.

Costa Rica reorganizó, desde mediados de los años noventa, su primer nivel de atención bajo el modelo de los EBAIS, Equipos Básicos de Atención Integral en Salud, asignando a cada equipo un territorio y una población nominal fija de la cual debía responder de forma proactiva y no solo reactiva.

El resultado, documentado por estudios comparativos regionales durante más de dos décadas, fue una reducción sostenida de la mortalidad infantil y de la carga hospitalaria evitable, muy por encima del promedio latinoamericano. Con un gasto per cápita considerablemente menor que el de países vecinos con hospitales más vistosos.

Brasil construyó a partir de 1994 la Estrategia de Salud de la Familia, que hoy cubre a la mayoría de su población. Investigaciones publicadas en revistas como The Lancet han demostrado una asociación directa entre la densidad de equipos comunitarios de salud familiar y la caída de la mortalidad por causas evitables en los municipios más pobres del país.

Ecuador adoptó el Modelo de Atención Integral de Salud Familiar, Comunitario e Intercultural como estrategia orientadora del sistema, y lo llevó al territorio a través de los Equipos de Atención Integral en Salud. Con la estrategia de abordaje Médico del Barrio, esos equipos lograron detectar a tiempo a personas con dolencias crónicas, discapacidad y trastornos de salud mental, incorporándolas de manera efectiva a un sistema al que no habían tenido acceso.

Ninguno de los tres resolvió el problema por completo. Ninguno dejó de tener hospitales saturados en su capital.

Pero los tres demostraron, con cifras y con décadas de sostenimiento político, que financiar al hermano mayor no es un ejercicio retórico. Es una decisión de ingeniería fiscal con resultados medibles en vidas y en presupuesto ahorrado.

El tablero de ajedrez de muchos gestores

El verdadero obstáculo para transformar los sistemas de salud no es la falta de evidencia científica ni la carencia de herramientas metodológicas.

Es la resistencia política y económica de los actores que se benefician, año tras año, de la cronicidad y del crecimiento ilimitado de la infraestructura hospitalaria.

Detrás de cada megaproyecto de construcción de un hospital de tercer nivel, de cada licitación millonaria de fármacos de última generación y de cada contrato de equipamiento de alta gama, existen corporaciones proveedoras, constructoras asociadas y monopolios farmacéuticos con enorme poder de presión en los pasillos ministeriales.

Restar presupuesto a la alta complejidad para transferirlo al primer nivel significa golpear de frente los intereses financieros más consolidados del sector. Y ningún interés consolidado cede terreno sin dar batalla.

Este patrón no nació con los gestores actuales ni morirá con ellos. Tiene genealogía propia, y conviene nombrarla para que nadie crea que se trata de una fatalidad exclusivamente latinoamericana.

En 1946, Estados Unidos aprobó la Ley Hill-Burton, que financió con fondos federales la construcción y modernización de miles de hospitales en todo su territorio bajo una premisa que nadie sometió a examen: que más camas equivalía, sin más análisis, a mejor salud.

Trece años después, Milton Roemer demostró con datos que esa premisa era falsa en su sentido más literal.

La ley siguió operando otras dos décadas.

Ese impulso constructor, sostenido por una alianza sólida entre gremios médicos, constructoras y proveedores de equipamiento, dejó una infraestructura hospitalaria monumental y, con el tiempo, una de las facturas sanitarias más caras del planeta. Sin que la esperanza de vida de su población reflejara jamás una ventaja proporcional a la inversión.

Aquí está, quizá, la lección más incómoda de este capítulo. **La evidencia contraria existía, estaba publicada y era accesible. No bastó.**

El ladrillo, la resonancia magnética y el quirófano de última generación son, en casi todas las latitudes, mucho más fáciles de fotografiar en la inauguración de una gestión que la ausencia silenciosa de una enfermedad que nunca llegó a manifestarse.

Por qué la evidencia no basta, y qué se necesita además de ella, es el asunto del cuarto capítulo.

La noche de Rafael Caballero

Eran las once y veinte cuando Rafael Caballero apagó la lámpara de su escritorio y volvió a encenderla, incapaz de dejar las cifras donde estaban.

Sobre la mesa, tres columnas de números competían por su atención. La primera: el presupuesto histórico del hospital de referencia de la zona, engordado cada año como un animal que nadie se atreve a sacrificar. La segunda: el presupuesto real —miserable, tartamudo— de los doce centros comunitarios que dependían de su distrito. La tercera, en rojo: la proyección de ahorro que él mismo había calculado si lograba mover apenas un ocho por ciento del primer número hacia el segundo.

Ocho por ciento.

Una cifra tan modesta que en cualquier empresa privada habría pasado por una reasignación de rutina.

En el sistema público de salud de su país, ese ocho por ciento era una declaración de guerra.

Ya lo sabía, porque las señales habían empezado a llegar con la puntualidad de las estaciones.

La llamada del gerente de la clínica privada de derivación, cordial hasta el empalago, preguntando si había algún malentendido sobre los contratos complementarios del próximo trimestre.

El correo de la asociación de proveedores tecnológicos, solicitando una reunión informativa que Rafael sabía perfectamente que no era informativa ni pretendía serlo.

Y esa misma tarde, la peor de las señales: la notificación de una auditoría fiscal exhaustiva sobre todas sus firmas de los últimos dieciocho meses. Justificada con un tecnicismo tan genérico que habría podido aplicarse a cualquier funcionario del país. Llegada, con una precisión que no era casual, exactamente una semana después de que él presentara su propuesta de rediseño de flujos ante el comité de planificación regional.

Damira, su esposa, entró a la oficina con dos tazas de café que ya sabía que él no iba a tocar hasta que se enfriaran del todo.

Llevaba veintidós años observándolo pelear batallas que nadie más parecía dispuesto a dar. Había aprendido a reconocer, en la forma exacta en que él apilaba y desapilaba los mismos tres papeles, cuándo el cansancio era solo cansancio y cuándo era otra cosa.

Esta vez era otra cosa.

—¿Vale la pena? —le preguntó, no por primera vez, sabiendo de antemano que la pregunta no tenía una respuesta que fuera a tranquilizarla.

Rafael no contestó de inmediato. Miró la columna roja. Ese ocho por ciento que en el papel parecía tan modesto y que en la vida real de sus adversarios equivalía a contratos, comisiones, campañas de reelección y favores acumulados durante tres décadas de gobiernos distintos con el mismo apetito.

—Si no vale la pena esto, dijo finalmente, entonces no sé para qué estudié medicina.

No era una respuesta valiente. Era, simplemente, la única que tenía.

El sistema está estructurado para devorar a los reformadores y mantener intacto el negocio de reparar cuerpos rotos. Obliga a los técnicos a cargo a elegir entre la complicidad silenciosa de las métricas de simulación o el martirio profesional.

Rafael Caballero, esa noche, todavía no sabía hasta dónde estaba dispuesto a llegar.

No conocía todavía el nombre del funcionario que en los próximos meses firmaría la resolución que intentaría destituirlo.

No sospechaba que su caso terminaría siendo citado, años después, como ejemplo de manual sobre cómo se captura un aparato regulador para frenar cualquier reforma que amenace un modelo de negocio.

Sabía, eso sí, con la certeza fría de quien ya hizo el cálculo completo, que los auditores armados con normativas rígidas diseñadas para castigar la innovación y proteger el statu quo no habían llegado por azar.

Y que su visión cibernética de la salud pública había dejado de ser una propuesta de vanguardia para convertirse, de la noche a la mañana, en una amenaza directa al equilibrio de fuerzas que sostenía, desde mucho antes de que él llegara al cargo, el imperio silencioso de los cuerpos rotos.

Antes de apagar por fin la lámpara, pensó en el marqués de Wei y en su médico invisible. El que nunca tuvo estatuas ni estipendio digno de su talento.

Pensó que quizá el precio de curar a tiempo siempre había sido el mismo, en cualquier siglo y bajo cualquier bandera. El silencio del que no ve el desastre porque el desastre no llegó a ocurrir. Y la furia de quienes viven, con toda comodidad, del negocio de repararlo después.

En algún lugar de la ciudad, en ese mismo instante, un hospital de tercer nivel encendía sus luces de emergencia para recibir a un paciente que el sistema no supo cuidar a tiempo.

En algún lugar del territorio, una enfermera comunitaria terminaba su turno sin que nadie llevara la cuenta de cuántas urgencias había evitado esa tarde con una simple visita domiciliaria.

El imperio de los cuerpos rotos seguía, como cada noche, cobrando su tributo.

Y Rafael Caballero, con la lámpara todavía encendida y el café ya frío sobre el escritorio, decidió que no iba a ser cómplice de su recaudación.

IDEAS CLAVE
PARA EL DIRECTIVO SIN TIEMPO

- La parábola de Bian Que establece una jerarquía que ningún ministerio contemporáneo ha aceptado: el mejor médico es el que cura antes de que el mal tenga nombre, y su fama nunca sale de la casa porque **nadie celebra lo que no llegó a ocurrir.**

- El *Huangdi Neijing* formuló el principio **zhi wei bing** —tratar lo que aún no es enfermedad— como estándar de excelencia clínica y como doctrina de Estado. Occidente tiene la tecnología y sigue sin tener el principio.

- El **Síndrome del Bombero Institucional** es la lógica presupuestaria que financia con generosidad la extinción del incendio y con miseria crónica la vigilancia que lo habría evitado. Es previo al Costo Latente de la No-Calidad y a la Canibalización Presupuestaria Retardada: es el diseño del tablero que decide, antes de que exista un solo paciente, qué conviene financiar.

IDEAS CLAVE
PARA EL DIRECTIVO SIN TIEMPO

- Cuando un funcionario propone recortar el presupuesto de vacunación porque no ha habido brotes en veinte años, está formulando el argumento perfecto del tercer hermano. **La ausencia de epidemias no prueba que el gasto sobre: prueba que funciona.**

- La **Ley de Roemer** (1959) documentó que la oferta de camas no responde a la demanda: la genera. *Una cama construida es una cama ocupada.* De ahí la consecuencia que ninguna inauguración quiere oír: **la saturación no se resuelve construyendo más camas**, porque cada nueva cama se llenará y el sistema volverá a declararse saturado con un gasto corriente mayor.

- El informe Lalonde (1974) demostró que la biología y los servicios hospitalarios determinan una fracción minoritaria de la salud poblacional, mientras concentran la mayoría del presupuesto.

IDEAS CLAVE
PARA EL DIRECTIVO SIN TIEMPO

- Bertalanffy y los médicos imperiales chinos llegaron, con dos mil años de distancia y sin conocerse, a la misma conclusión: el cuerpo, la institución y el territorio son la misma clase de objeto, y ninguno puede curarse a pedazos.

- **Alma-Ata no reclamó fortalecer un nivel de la red: reclamó reorganizar el sistema entero bajo una estrategia.** Confundir la Atención Primaria de Salud con el primer nivel de atención permite que un gobierno declare adhesión a la estrategia mientras se limita a construir algunos centros más.

- Un dólar invertido en prevención en el primer nivel genera un ahorro de varios dólares en hospitalización evitada, con proporciones que en algunos contextos superan el uno a diez.

IDEAS CLAVE
PARA EL DIRECTIVO SIN TIEMPO

- Costa Rica, Brasil y Ecuador demostraron que financiar al hermano mayor no es retórica: es ingeniería fiscal con resultados medibles en vidas y en presupuesto.

- La lección más incómoda del capítulo: cuando Hill-Burton llevaba trece años construyendo camas bajo la premisa de que más camas equivalía a mejor salud, Roemer demostró con datos que la premisa era falsa. **La ley siguió operando dos décadas más. La evidencia contraria existía, estaba publicada y no bastó.**

PREGUNTAS ESTRATÉGICAS PARA EL GESTOR DISPUESTO A AUDITARSE A SÍ MISMO

1. ¿Qué proporción exacta del presupuesto de tu institución se destina hoy al primer nivel de atención, y cómo ha evolucionado esa proporción en los últimos cinco años?

2. Si aplicaras la Ley de Roemer a tu propia red, ¿cuántas de tus camas actuales existen porque alguien las construyó y no porque la epidemiología las exigiera?

3. ¿Qué programa preventivo de tu institución ha sobrevivido, sin recortes, a los últimos tres ejercicios presupuestarios? Si ninguno, ya tienes el diagnóstico.

PREGUNTAS ESTRATÉGICAS PARA EL GESTOR DISPUESTO A AUDITARSE A SÍ MISMO

4. Cuando en tu sistema se dice "vamos a fortalecer la atención primaria", ¿se está hablando de la estrategia o solo del escalón? La respuesta determina si habrá reforma o solo obra.

5. ¿Quién en tu institución lleva la cuenta de los ingresos hospitalarios que el primer nivel evitó el año pasado? Si nadie la lleva, ese trabajo no existe para el presupuesto.

6. ¿Qué contratos, licitaciones o proveedores se verían afectados si mañana transfirieras un ocho por ciento del tercer nivel al primero? Nombrarlos es el primer paso de cualquier estrategia realista.

HERRAMIENTAS Y ACCIONES PARA EL LUNES

- Solicita el desglose presupuestario de tu institución por nivel de atención de los últimos cinco años y grafica la tendencia. Una sola diapositiva. Es el documento más incómodo que puedes llevar a un comité.

- Calcula el costo directo promedio de una hospitalización por descompensación de diabetes o hipertensión en tu institución, y compáralo con el costo anual del control ambulatorio de ese mismo paciente. Esa razón es tu argumento.

- Antes de aprobar cualquier ampliación de camas, exige la proyección de ocupación a cinco años y contrástala con la Ley de Roemer. Si nadie la ha hecho, ya sabes qué falta en el expediente.

HERRAMIENTAS Y ACCIONES PARA EL LUNES

- Identifica el programa preventivo de tu servicio que más daño evita y calcula, aunque sea de forma conservadora, cuántos ingresos hospitalarios previno el año pasado. Documéntalo con fecha.

- Revisa el lenguaje de tus propios documentos institucionales y separa, cada vez que aparezca, la estrategia de Atención Primaria de Salud del primer nivel de atención. La claridad conceptual precede a la claridad presupuestaria.

CAPÍTULO II

¿POR QUÉ EL SISTEMA COLAPSA POR DISEÑO?

La Cadena de Montaje que Fabricó el Hospital Moderno

Las manos que un día supieron hacer una cosa entera hoy solo saben repetir un gesto, un tornillo, una firma, una casilla marcada. Y nadie —ni el que aprieta, ni el que firma, ni el que marca— sabe ya qué se está construyendo al final de la fila. Así se fabrican los autos. Así, sin que nadie lo decidiera del todo, terminamos fabricando también los cuerpos que curamos.

Noventa y tres minutos

En octubre de 1913, en la planta de Highland Park, a las afueras de Detroit, Henry Ford y su equipo de ingenieros hicieron algo que ningún fabricante de automóviles había hecho antes con esa radicalidad.

Dejaron de mover a los trabajadores hacia el auto y empezaron a mover el auto hacia los trabajadores.

Antes de esa decisión, ensamblar un chasis del Modelo T tomaba doce horas y media de trabajo artesanal, coordinado por un equipo que se desplazaba de una pieza a otra discutiendo, ajustando y resolviendo sobre la marcha los problemas que surgían.

Después de la línea de montaje móvil, ese mismo chasis se armaba en noventa y tres minutos.

No era magia ni era, en sentido estricto, una nueva tecnología. Era una reorganización completa de la relación entre el cuerpo humano y la tarea.

Cada obrero dejó de construir un auto. Pasó a repetir, ocho, diez, doce horas al día, un solo movimiento: un tornillo, una soldadura, una palanca.

El auto completo dejó de existir, en la experiencia cotidiana de quien lo fabricaba, como un objeto con sentido propio. Existía solo como la suma invisible de miles de gestos fragmentados que nadie, individualmente, llegaba a presenciar completos.

La productividad se disparó de una manera que ni el propio Ford había anticipado del todo.

Pero también lo hizo algo menos celebrado por los manuales de administración industrial: la rotación de personal.

Highland Park llegó a registrar, en 1913, una tasa de rotación laboral cercana al trescientos ochenta por ciento anual. Un número casi inconcebible que significaba, en la práctica, que Ford tenía que contratar y entrenar a casi cuatro trabajadores nuevos por cada puesto disponible solo para mantener la planta funcionando.

El trabajo repetitivo, alienante y físicamente agotador expulsaba a la gente casi tan rápido como la contrataba.

La respuesta de Ford, en enero de 1914, fue tan audaz como su línea de montaje. Duplicó el salario mínimo de sus obreros a cinco dólares diarios, una cifra que escandalizó a la prensa financiera de la época y que estabilizó de inmediato su fuerza laboral.

Ford había entendido algo que muchos gestores hospitalarios contemporáneos todavía no logran asimilar: **se puede fragmentar la tarea hasta el extremo, pero si no se compensa esa fragmentación con condiciones que hagan tolerable la pérdida de sentido, el sistema termina devorándose a sí mismo por la puerta trasera del ausentismo, la rotación y el desgaste.**

El mundo industrial entero adoptó variantes de ese principio. Desde Detroit hasta las fábricas textiles de Manchester. Desde los mataderos de Chicago hasta, décadas después, los astilleros japoneses.

Fragmentar la tarea. Especializar al trabajador en una porción mínima del proceso. Medir el rendimiento en unidades por hora, no en obras completas.

El siglo veinte entero, con sus prodigios de abundancia material y sus catástrofes de deshumanización laboral, es en gran medida la historia de esa fragmentación extendiéndose como una marea que nadie se detuvo a cuestionar.

Y entre los rincones donde esa marea llegó con más fuerza y menos resistencia crítica —a pesar de tratarse, se supone, del ámbito donde el ser humano completo debería importar más que en ningún otro— está precisamente el hospital moderno.

El alfiler de Adam Smith

Casi ciento cuarenta años antes de que Ford reorganizara Highland Park, un profesor de filosofía moral escocés había descrito el mismo principio aplicado a un objeto mucho más modesto que un automóvil: un alfiler.

En el primer capítulo de *La riqueza de las naciones* (1776), Adam Smith explica que un solo trabajador dedicado a fabricar alfileres de principio a fin, sin ayuda ni especialización, apenas lograría producir uno al día. Quizá veinte, en un esfuerzo extraordinario.

Pero si el proceso se divide en sus dieciocho operaciones distintas —estirar el alambre, enderezarlo, cortarlo, afilar la punta, pulir la cabeza, empaquetar— y cada operación se asigna a un trabajador especializado exclusivamente en ella, diez trabajadores en conjunto pueden producir más de cuarenta y ocho mil alfileres al día.

La división del trabajo, concluyó Smith, es la fuente misma de la riqueza de las naciones modernas.

Smith no estaba equivocado en su diagnóstico económico, y sería injusto, además de intelectualmente perezoso, convertirlo en villano de esta historia. Lo que describió con honestidad fue un mecanismo real de multiplicación de la productividad.

Lo que no llegó a advertir del todo es otra cosa.

Aunque conviene decir que sí lo advirtió parcialmente: en pasajes posteriores del mismo libro reconoce, con inquietud, que el trabajador reducido a una tarea repetitiva *pierde generalmente la capacidad de ejercer su entendimiento.*

Lo que no anticipó fue que ese mismo mecanismo, aplicado sin freno ético a instituciones que administran cuerpos humanos y no alfileres, produce una fragmentación de la responsabilidad que ningún organigrama hospitalario ha sabido resolver hasta hoy.

Un paciente que ingresa a un hospital de tercer nivel atraviesa, en promedio, entre ocho y quince interacciones distintas con profesionales que rara vez se comunican entre sí de manera integrada.

El médico de triaje. El especialista de turno. El técnico de laboratorio. El radiólogo que informa sin ver jamás al paciente. La enfermera de piso. El auxiliar de farmacia. El responsable de derivaciones que traduce el diagnóstico a un código de facturación. El auditor de calidad que revisa el expediente meses después.

Cada uno de ellos, como el obrero de Highland Park, domina con excelencia su fragmento del proceso.

Casi ninguno de ellos, y esta es la médula del problema, llega a ver, sostener en la cabeza y sentir como propia la trayectoria completa del ser humano que atraviesa esa cadena.

El paciente, como el alfiler de Smith, se convirtió en el producto de un proceso fragmentado en el que nadie, individualmente, es responsable del resultado final.

Un año en la vida de un expediente

Basta con seguir el expediente de un solo paciente diabético mal controlado a lo largo de un año calendario para comprobar la magnitud del fenómeno.

Lo atiende un médico general en enero, que solicita un examen de laboratorio que el paciente no logra realizarse hasta marzo por falta de cupos.

El resultado, ya con tres meses de retraso, lo revisa un médico distinto en abril. Ajusta la medicación sin conocer el historial de adherencia real del paciente, porque esa información vive en un sistema informático que no se comunica con el que él está usando.

El paciente reingresa en julio, esta vez a urgencias, con una complicación que un seguimiento continuo probablemente habría prevenido. Lo atiende un tercer médico, que jamás vio los dos episodios anteriores porque ocurrieron en un nivel de atención distinto.

Para septiembre, cuando finalmente requiere una amputación menor, ha sido tratado correctamente según el criterio individual de cada uno de los profesionales que lo atendieron, en cada uno de los momentos en que lo atendieron.

Y sin embargo, el resultado agregado de esa cadena de decisiones técnicamente correctas fue la pérdida evitable de una parte de su cuerpo.
Nadie mintió. Nadie fue negligente en el sentido jurídico del término.

El sistema, simplemente, no fue diseñado para que alguien viera el año completo.

La medicina misma, como disciplina de conocimiento, ha replicado internamente esta lógica de especialización creciente con una fidelidad que debería preocuparnos más de lo que lo hace.

A comienzos del siglo veinte, un médico general razonablemente formado podía atender, con competencia aceptable, la inmensa mayoría de los problemas de salud que se presentaban en su comunidad.

Hoy, un paciente con diabetes, hipertensión, insuficiencia renal incipiente y una depresión no diagnosticada —una combinación de comorbilidades cada vez más común, no la excepción— puede terminar atendido por cuatro especialistas distintos.

Un endocrinólogo que optimiza el páncreas. Un cardiólogo que optimiza el corazón. Un nefrólogo que optimiza el riñón. Y, si tiene suerte y el sistema lo permite, un psiquiatra que optimiza el ánimo.

Cada uno de ellos formado durante años para dominar con excelencia su órgano asignado. Ninguno de ellos formado, con la misma intensidad, para sostener la mirada sobre el ser humano completo que habita ese conjunto de órganos.

La subespecialización médica ha producido, sin proponérselo ningún claustro universitario en particular, una versión clínica exacta del alfiler de Smith.

Cada especialista fabrica con excelencia su fragmento del cuerpo. Y cada vez menos profesionales conservan la formación, el tiempo asignado y el incentivo institucional para fabricar, o simplemente sostener con la mirada, al paciente entero.

El Efecto Pieza Suelta

Démosle nombre a este mecanismo, siguiendo la lógica de esta colección: las patologías institucionales sin nombre tienden a repetirse indefinidamente sin que nadie las reconozca en su siguiente aparición.

Llamémoslo el **Efecto Pieza Suelta**: la dilución de la responsabilidad moral y clínica que ocurre cuando un proceso se fragmenta en tareas tan especializadas y tan desconectadas entre sí que ningún actor individual conserva una visión completa del daño, o del bienestar, que su trabajo, sumado al de los demás, termina produciendo.

No se trata de una intuición filosófica. Es un fenómeno que la psicología social documentó experimentalmente hace más de medio siglo, y conviene detenerse en cómo lo hizo.

En 1968, los psicólogos John Darley y Bibb Latané publicaron una serie de experimentos diseñados para responder a una pregunta aparentemente simple: ¿por qué a veces nadie ayuda?

El diseño era ingenioso. Un participante escuchaba, a través de un intercomunicador, lo que parecía ser una emergencia médica: otra persona sufriendo una crisis convulsiva. La única variable que los investigadores manipulaban era cuántas personas creía el participante que estaban escuchando lo mismo al mismo tiempo.

El resultado fue inequívoco y contraintuitivo.

Cuanto mayor era el número de testigos, menor era la probabilidad de que alguno interviniera. Y más tardaba en hacerlo quien finalmente intervenía.

Darley y Latané lo llamaron **difusión de responsabilidad.** Cada persona presente asume, sin decírselo del todo a sí misma, que alguien más está en mejor posición para actuar, o que ya lo habrá hecho. Y esa suposición razonable, multiplicada por todos los presentes, produce la parálisis colectiva.

Conviene una precisión de rigor, porque el caso que popularizó estos experimentos —el asesinato de Kitty Genovese en Nueva York, en 1964, supuestamente presenciado por treinta y ocho vecinos que no hicieron nada— fue después ampliamente desmentido en sus detalles fácticos por investigaciones periodísticas y judiciales posteriores. Varios vecinos sí llamaron a la policía; muchos otros no presenciaron lo que la crónica original afirmó que presenciaron.

La leyenda era falsa. Los experimentos, replicados durante cinco décadas en decenas de configuraciones distintas, no lo son. Y es sobre los experimentos, no sobre la leyenda, que descansa el argumento de este capítulo.

Trasladado a la gestión sanitaria, el hallazgo de Darley y Latané explica con precisión de laboratorio lo que el Efecto Pieza Suelta describe: **cuando muchos actores comparten un proceso, la responsabilidad sobre el resultado final no se reparte entre ellos. Se evapora.**

Y hay un agravante que el experimento original no contemplaba y que el hospital sí produce. En el laboratorio, los testigos al menos veían la misma emergencia. En una cadena asistencial fragmentada, cada eslabón ve un fragmento distinto, de modo que **ni siquiera hay una emergencia común que alguien pueda decidir ignorar.**

El auditor que rechaza una autorización de tratamiento no ve al paciente. Ve un código que no cumple el criterio administrativo.

El planificador que recorta el presupuesto de insumos de un centro comunitario no ve la fila de pacientes sin atender. Ve una columna de gasto que hay que ajustar antes de fin de mes.

El gerente que exige reducir la estancia hospitalaria promedio no ve al anciano dado de alta prematuramente. Ve un indicador de eficiencia que su superior le exigirá reportar el lunes.

Cada uno de ellos, tomado individualmente, podría defender con razón que actuó correctamente dentro de su fragmento.
Y sin embargo, la suma de esas actuaciones correctas produce, con frecuencia inquietante, un resultado colectivo que nadie, si se le preguntara directamente, habría diseñado a propósito.

El costo de aprender nada

El Efecto Pieza Suelta tiene una consecuencia adicional que rara vez se discute en los comités de calidad hospitalaria: **hace casi imposible el aprendizaje institucional genuino.**

Cuando algo sale mal en un sistema fragmentado, la investigación posterior tiende, casi por defecto, a buscar al último eslabón de la cadena. La enfermera que administró el medicamento. El residente que firmó la orden.

Es allí donde el error se hizo visible, aunque las condiciones que lo produjeron llevaran meses o años gestándose en decisiones presupuestarias, de dotación de personal o de diseño de proceso. Tomadas por personas completamente distintas, en oficinas completamente distintas, sin conexión visible con el momento del incidente.

Es la reencarnación exacta, con otro vocabulario, del **Síndrome de Hammurabi** que describimos en el primer cuaderno de esta colección.

Se castiga a la pieza que estaba en la mano cuando el mecanismo falló. Y se deja intacto el mecanismo entero, para que produzca con toda seguridad el siguiente incidente.

Conviene además desmontar un mito muy extendido entre los gestores de mediana jerarquía, que suelen refugiarse en él con una comodidad casi religiosa: **el mito de la neutralidad tecnocrática.**

Yo solo sigo el protocolo. Yo solo ejecuto la política que baja de arriba. Yo no tomo esa decisión, solo la implemento.

Estas frases, repetidas a diario en pasillos administrativos de todo el continente, son la versión organizacional de la difusión de responsabilidad que Darley y Latané midieron en laboratorio.

No expresan indiferencia. Expresan, casi siempre con sinceridad, la convicción de que la pregunta por el resultado final le corresponde formalmente a otro eslabón de la cadena.

El problema es aritmético. **Cuando todos en la cadena reservan esa pregunta para otro, la pregunta termina sin que nadie la haga.**

Y aquí aparece la única salida que el propio experimento sugiere. Darley y Latané encontraron que la parálisis se rompe con una intervención sorprendentemente simple: **cuando alguien asigna la responsabilidad de forma nominal y explícita**, la conducta cambia de inmediato.

Traducido al hospital: no basta con que un proceso tenga responsables. Hace falta que cada resultado tenga un nombre asignado. No un área, no un comité, no una dirección: una persona con nombre que sepa que el resultado final le pertenece.

Volveremos sobre esto en el cuarto capítulo, porque tiene consecuencias de gobernanza que exceden a este.

El presupuesto que se hereda a sí mismo

Existe además un mecanismo técnico, menos filosófico y más contable, que explica por qué el sistema no solo colapsa por la fragmentación de sus tareas, sino por la forma misma en que se decide cuánto dinero recibe cada fragmento.

El politólogo estadounidense Aaron Wildavsky, en su obra sobre el proceso presupuestario público, describió a mediados del siglo veinte un fenómeno que cualquier funcionario de finanzas reconocerá de inmediato aunque nunca haya leído su nombre: **el incrementalismo presupuestario.**

Según este modelo, ampliamente confirmado por la práctica de casi todos los gobiernos del mundo, los presupuestos públicos rara vez se construyen preguntando desde cero qué necesita realmente cada programa para cumplir su propósito.

Se construyen tomando el presupuesto del año anterior como base incuestionada y negociando, casi exclusivamente, el margen de incremento o recorte sobre esa base.

El resultado, sostenido durante décadas, es una inercia estructural casi imposible de revertir por la vía normal.

El hospital de tercer nivel que recibió hace veinte años un presupuesto generoso —porque en ese momento la prioridad política era la infraestructura de alta complejidad— sigue recibiendo hoy una versión ampliada de ese mismo presupuesto. Con ajustes inflacionarios y algún incremento marginal. Sin que nadie vuelva a preguntarse si esa asignación sigue siendo la correcta dado el perfil epidemiológico actual de la población.

El centro de salud comunitario que nació hace veinte años con un presupuesto modesto —porque en ese momento nadie defendió con suficiente fuerza política su importancia— sigue arrastrando esa misma modestia estructural, multiplicada apenas por la inflación. Sin que su carga de trabajo real, hoy mucho mayor que hace dos décadas, tenga ninguna relación con los recursos que recibe.

El sistema no colapsa por mala fe de quienes hoy lo administran.

Colapsa porque hereda, casi sin revisión crítica, las prioridades congeladas de administraciones que ya no existen. Tomadas por personas que hoy ni siquiera recuerdan haberlas tomado.

Cambiar esa lógica exige lo que en finanzas públicas se conoce como **presupuesto base cero**: la obligación de justificar cada ciclo fiscal la totalidad del gasto, y no solo el incremento, desde sus fundamentos.

Es una herramienta técnica exigente y políticamente incómoda, porque obliga a hacer visibles privilegios presupuestarios que llevan décadas dándose por sentados. Por eso mismo casi nunca se aplica con la profundidad que su propio diseño conceptual exige.

La inercia, una vez más, protege a quien ya tiene el presupuesto asegurado.

A comienzos de los años setenta, el estado de Georgia intentó aplicar el presupuesto base cero a la totalidad de su gobierno estatal, bajo la gobernación de un entonces poco conocido Jimmy Carter. Carter llevaría después la misma herramienta a la administración federal completa, con resultados mucho más limitados que los prometidos.

La experiencia dejó una lección que toda reforma presupuestaria en salud debería estudiar con atención.

El presupuesto base cero funciona razonablemente bien como ejercicio técnico de transparencia. Y fracasa casi siempre como herramienta de transformación real cuando se aplica sin el respaldo político sostenido que se necesita para resistir la reacción de quienes ven amenazadas partidas que llevan décadas dándose por sentadas.

La técnica, por sí sola, nunca ha sido suficiente.

Hace falta además la voluntad de sostener la pelea presupuestaria más allá del primer ciclo fiscal. Algo que muy pocos gobiernos, y muy pocos directores de hospital, están dispuestos a hacer cuando el costo político inmediato recae sobre ellos, mientras el beneficio de una asignación más justa tarda años en manifestarse y termina, casi siempre, siendo atribuido a la siguiente administración.

En los ministerios de salud de la región, el incrementalismo adopta además una variante local particularmente resistente: **la ejecución presupuestaria como criterio único de éxito.**

Un director distrital que no logra ejecutar la totalidad de su presupuesto anual suele ser evaluado con más severidad que uno que ejecutó el cien por ciento de un presupuesto mal diseñado desde su origen. Incluso si esa subejecución respondió a que decidió esperar antes de gastar mal.

El incentivo institucional empuja a gastar rápido y gastar todo. No a gastar bien.

Porque *gastar bien* es una categoría que ningún sistema de control presupuestario tradicional sabe medir con la misma facilidad con que mide el porcentaje de ejecución.

El alfiler que factura

Queda todavía un tercer mecanismo, más directamente vinculado al legado de Adam Smith.

El modelo de pago por servicio, todavía dominante en buena parte de los sistemas de salud de la región, remunera al prestador por cada procedimiento individual que realiza —cada consulta, cada estudio de laboratorio, cada cirugía— sin vincular ese pago a si el procedimiento efectivamente mejoró la salud del paciente.

Es, literalmente, el modelo del alfiler aplicado a la medicina: **se paga por pieza producida, no por problema resuelto.**

El incentivo que ese diseño genera es tan predecible como inevitable, y no requiere que ningún médico ni ningún gerente actúe de mala fe para producirse.

Si los ingresos de una institución dependen del volumen de procedimientos facturables, la institución tenderá con el tiempo a maximizar ese volumen. Como cualquier organismo racional que responde a los incentivos que se le presentan. Incluso cuando la evidencia clínica sugiera que menos intervención, no más, sería lo apropiado para un paciente determinado.

La mano invisible que Smith describió operando con elegancia en un mercado de alfileres opera, en el mercado de la salud, con una elegancia mucho más inquietante.

Coordina, sin que nadie lo planifique conscientemente, un sistema completo hacia la sobreproducción de procedimientos costosos y la subproducción crónica de la prevención barata.

Exactamente el mismo diagnóstico que encontramos, desde un ángulo completamente distinto, en el Síndrome del Bombero Institucional del capítulo anterior.

Dos mecanismos. Dos genealogías intelectuales separadas por dos mil años y dos continentes. Convergiendo en el mismo punto ciego.

La evidencia empírica de este incentivo no es especulativa.

Estudios comparativos publicados en revistas de salud pública durante las últimas dos décadas han documentado, en numerosos países de la región, tasas de cesárea en el sector privado —donde el pago por procedimiento suele ser más directo y más rentable que el parto vaginal— que duplican y en algunos casos triplican las del sector público de las mismas ciudades.

Muy por encima del quince por ciento que la Organización Mundial de la Salud considera un techo poblacional clínicamente razonable.

Nadie necesita suponer mala fe individual para explicar esa diferencia.

Basta con observar que la cesárea programada es más rentable, más predecible en el tiempo de quirófano y menos exigente en horas de acompañamiento que un parto vaginal. Y que un sistema de incentivos que premia esas tres variables producirá, con la regularidad de cualquier ley económica, más cesáreas de las que la evidencia clínica recomienda.

El alfiler de Smith, multiplicado por el bisturí, sigue produciendo exactamente lo que su diseño de incentivos le pide que produzca.

El mismo patrón se repite en la utilización de estudios de imagen de alta complejidad.

Múltiples análisis de utilización de resonancia magnética y tomografía computarizada en sistemas con pago por servicio han encontrado tasas de solicitud significativamente más altas —en algunos estudios, varias veces más altas— en centros donde el mismo prestador que ordena el estudio es, directa o indirectamente, dueño o socio del equipo que lo realiza.

No hace falta imaginar una conspiración deliberada. Basta con que el incentivo estructural esté presente para que el comportamiento agregado del sistema se incline, de forma predecible, hacia donde el incentivo empuja.

Smith lo habría entendido de inmediato, porque es exactamente el mismo mecanismo que describió con el alfiler: **los actores individuales no necesitan ser codiciosos ni deshonestos para que el resultado colectivo del sistema termine pareciéndolo.**

La transición hacia modelos de pago basados en valor —donde el prestador recibe una compensación vinculada a resultados de salud sostenidos en el tiempo, y no a la cantidad de piezas producidas— no es una moda administrativa reciente ni una ocurrencia ideológica.

Es el intento más serio que la gestión sanitaria contemporánea ha hecho por desmontar, en su raíz financiera, el mismo mecanismo que Ford perfeccionó en Highland Park y que Smith había descrito, con toda inocencia filosófica, un siglo y medio antes.

El quinto capítulo retoma ese debate con el detalle que merece, al examinar por qué un sistema medido por su ocupación no puede, por construcción, premiar la salud que evita ocuparlo.

Lo que paga el paciente

Hay una consecuencia final de este diseño que rara vez aparece en los informes de gestión, porque no la paga el sistema.

La paga directamente el bolsillo del paciente.

Cifras de la Organización Panamericana de la Salud sitúan el gasto de bolsillo —lo que las familias pagan directamente, sin intermediación de seguro público ni privado, en el momento de recibir atención— en una proporción que en varios países de América Latina y el Caribe supera con holgura el veinticinco por ciento del gasto total en salud.

Muy por encima del umbral que la propia OPS considera compatible con una protección financiera adecuada.

Cada vez que el sistema falla en prevenir, y el paciente termina pagando de su propio bolsillo un medicamento, un traslado o un copago que un primer nivel bien financiado le hubiera evitado, el costo del Efecto Pieza Suelta deja de ser una cifra abstracta en un informe ministerial. Se convierte en la razón concreta por la que una familia entera retrasa la educación de sus hijos, vende un pedazo de su tierra o cae —silenciosamente, sin que ningún indicador oficial lo registre como tal— en la pobreza.

El óptimo local que arruina el sistema

En 1984, el físico israelí convertido en consultor empresarial Eliyahu Goldratt publicó una novela poco convencional sobre gestión industrial.

La meta, que se convertiría con los años en una de las obras más influyentes, y menos citadas fuera de su gremio, sobre por qué los sistemas complejos fallan incluso cuando cada una de sus partes funciona bien.

Goldratt formuló, a través de la Teoría de las Restricciones, un principio que desarma con elegancia buena parte de lo que hemos venido describiendo: **la suma de óptimos locales no produce, casi nunca, un óptimo global.**

Si cada estación de una línea de producción se esfuerza por maximizar su propio rendimiento individual sin coordinación con el resto, el resultado casi inevitable es la acumulación de inventario represado frente al cuello de botella más lento de toda la cadena. Mientras las estaciones más rápidas producen, con gran eficiencia local y ningún beneficio real, más de lo que el sistema completo puede absorber.

Traducido al hospital, el diagnóstico se vuelve incómodamente familiar.

Si el laboratorio maximiza su indicador de muestras procesadas por hora. Si el quirófano maximiza su tasa de ocupación. Si la farmacia maximiza su tiempo de despacho. Y ninguno de esos tres indicadores está diseñado en función de la restricción real del sistema completo.

Entonces cada área puede reportar, con total honestidad, resultados excelentes en su propio tablero. Mientras el sistema completo —medido por el tiempo real que un paciente espera desde que ingresa hasta que resuelve su problema de salud— se deteriora sin que ningún indicador local lo capture a tiempo.

Goldratt llamaba a esto, con una franqueza poco habitual en la literatura de gestión, el error más caro y más común de la administración moderna: gestionar por indicadores locales sin haber identificado primero cuál es la restricción que gobierna el desempeño de todo el sistema.

Identificar esa restricción —el cuello de botella real, no el que resulta más cómodo de señalar políticamente— y subordinar el resto del sistema a protegerla y explotarla al máximo es, quizá, la herramienta de gestión menos costosa y más subutilizada de cuantas existen hoy en la administración sanitaria pública.

No requiere presupuesto adicional.

Requiere, eso sí, la voluntad de admitir que el problema no está distribuido uniformemente por todo el sistema, sino concentrado en un punto específico que alguien, con nombre y apellido, tendrá que señalar.

Un ejemplo tomado de la experiencia cotidiana de cualquier hospital de referencia ilustra el principio con crudeza.

Si la restricción real de un hospital es el número de camas de cuidados intensivos disponibles, entonces invertir en más quirófanos, más tomógrafos o más personal de urgencias no aumentará ni un solo paciente resuelto al año. Por loable que parezca cada una de esas inversiones por separado. El sistema completo seguirá limitado por el mismo cuello de botella.

Peor todavía.

Aumentar la capacidad de admisión en urgencias sin haber resuelto primero la restricción de cuidados intensivos solo acelerará la velocidad a la que los pacientes llegan a chocar contra un muro que sigue teniendo el mismo tamaño de siempre.

Generando la sensación —políticamente muy conveniente para justificar más inversión en el lugar equivocado— de que todo el hospital está colapsado. Cuando en realidad es un único eslabón, identificable, medible y corregible, el que sostiene el cuello de botella de todos los demás.

Encontrar ese eslabón exige mirar el sistema completo con la misma paciencia con que el hermano mayor de Bian Que observaba el pulso de un paciente que todavía no sabía que estaba enfermo.

Rafael Caballero guardaba, pegada con cinta adhesiva al borde interior de su escritorio, una frase que había anotado años atrás en el margen de un informe presupuestario y que nunca se atrevió a mostrarle a nadie del comité de finanzas.

"Un sistema que nadie diseñó a propósito puede, sin embargo, destruir a propósito, con la misma eficacia que si alguien lo hubiera planeado."

No era una cita de ningún filósofo ni de ningún economista. Era, simplemente, la conclusión a la que había llegado después de tantos años revisando columnas de gasto heredadas de administraciones que ya nadie recordaba. Firmadas por manos que ya no estaban. Y que sin embargo seguían, año tras año, decidiendo cuánto valía la vida de quienes esperaban turno en la periferia de su distrito.

IDEAS CLAVE
PARA EL DIRECTIVO SIN TIEMPO

- La línea de montaje de Ford (1913) y la división del trabajo descrita por Adam Smith (1776) comparten un mismo principio, fragmentar la tarea para multiplicar la productividad, que, trasladado sin freno ético a la gestión hospitalaria, disolvió la visión integral del paciente en una cadena de fragmentos desconectados.

- Ford descubrió que la fragmentación extrema expulsaba a su propia fuerza laboral a un ritmo insostenible. Su respuesta, duplicar el salario, contiene una lección que muchos gestores hospitalarios aún no asimilan: **se puede fragmentar la tarea, pero hay que compensar la pérdida de sentido, o el sistema se devora por la puerta trasera del desgaste.**

- El **Efecto Pieza Suelta** describe cómo un sistema puede fallarle gravemente a un paciente sin que exista, en ningún punto identificable, una sola decisión individual reconociblemente negligente.

IDEAS CLAVE
PARA EL DIRECTIVO SIN TIEMPO

- Darley y Latané demostraron experimentalmente en 1968 que **cuanto mayor es el número de testigos, menor es la probabilidad de que alguno intervenga.** La responsabilidad compartida no se reparte: se evapora. Conviene citar los experimentos y no la leyenda de Kitty Genovese, cuyos detalles fueron después ampliamente desmentidos.

- El hospital agrava el mecanismo del laboratorio: allí los testigos al menos veían la misma emergencia. En una cadena asistencial fragmentada, **cada eslabón ve un fragmento distinto, de modo que ni siquiera hay una emergencia común que alguien pueda decidir ignorar.**

- El mito de la neutralidad tecnocrática, yo solo sigo el protocolo, es la versión organizacional de la difusión de responsabilidad. No expresa indiferencia: expresa la convicción sincera de que la pregunta le corresponde a otro eslabón. **Cuando todos la reservan para otro, la pregunta termina sin que nadie la haga.**

IDEAS CLAVE
PARA EL DIRECTIVO SIN TIEMPO

- Los propios experimentos sugieren la salida: la parálisis se rompe cuando alguien **asigna la responsabilidad de forma nominal y explícita.** No basta con que un proceso tenga responsables: cada resultado necesita un nombre.

- El Efecto Pieza Suelta impide el aprendizaje institucional, porque la investigación posterior busca siempre al último eslabón visible. Es la reencarnación del Síndrome de Hammurabi del primer cuaderno: se castiga la pieza y se deja intacto el mecanismo.

- El incrementalismo presupuestario de Wildavsky explica por qué los presupuestos de salud rara vez se rediseñan: cada ciclo hereda las prioridades congeladas de administraciones que ya no existen.

IDEAS CLAVE
PARA EL DIRECTIVO SIN TIEMPO

- La experiencia del presupuesto base cero en Georgia demuestra que **la técnica, por sí sola, nunca ha sido suficiente**: funciona como ejercicio de transparencia y fracasa como herramienta de transformación cuando falta respaldo político sostenido.

- El pago por servicio remunera el volumen de procedimientos y no la resolución del problema. Las tasas diferenciales de cesárea entre sector público y privado, y la sobreutilización de imagen de alta complejidad en centros con integración de intereses, son evidencia empírica de que **el sistema produce exactamente lo que su diseño de incentivos le pide.**

- La Teoría de las Restricciones de Goldratt demuestra que la suma de óptimos locales no produce un óptimo global. Ampliar urgencias sin resolver la restricción real solo acelera la velocidad a la que los pacientes chocan contra el mismo muro.

PREGUNTAS ESTRATÉGICAS PARA EL GESTOR DISPUESTO A AUDITARSE A SÍ MISMO

1. ¿Cuántas de las ocho a quince interacciones que atraviesa un paciente en tu institución podrías nombrar tú mismo, en orden, sin consultar un organigrama?

2. Si el resultado de un proceso es claramente malo mientras cada tarea individual dentro de él se ejecutó correctamente, ¿dónde buscas la responsabilidad: en las personas o en el diseño?

3. ¿Qué resultados de tu institución tienen hoy un nombre asignado —una persona, no un área ni un comité— que sepa que le pertenecen?

PREGUNTAS ESTRATÉGICAS PARA EL GESTOR DISPUESTO A AUDITARSE A SÍ MISMO

4. ¿Cuál es la restricción real de tu servicio, y cuántas de las inversiones del último año se hicieron en algún lugar distinto de ella?

5. ¿Qué partida de tu presupuesto lleva más de una década recibiendo la misma asignación ajustada por inflación, sin que nadie haya vuelto a preguntar si sigue siendo la correcta?

6. La próxima vez que escuches "yo solo sigo el protocolo", ¿quién en esa cadena tiene formalmente la obligación de preguntar por el resultado final?

HERRAMIENTAS Y ACCIONES PARA EL LUNES

- Toma un proceso asistencial de tu servicio y dibuja, en una sola hoja, todas sus estaciones. Marca en cuál de ellas alguien tiene visión del resultado completo. Si la respuesta es ninguna, ya localizaste el Efecto Pieza Suelta.

- Asigna nombre propio —no área, no comité— a los tres resultados que más te importan de tu servicio. Es la intervención más barata de este capítulo y la que la evidencia experimental respalda con más fuerza.

- Identifica la restricción real de tu unidad antes de aprobar cualquier inversión nueva. Si la inversión no actúa sobre esa restricción, no aumentará un solo paciente resuelto.

HERRAMIENTAS Y ACCIONES PARA EL LUNES

- Solicita el histórico de cinco años de las tres partidas mayores de tu presupuesto y calcula qué proporción del cambio anual fue decisión y qué proporción fue inercia.

- En el próximo análisis de un evento adverso, exige que la investigación no se detenga en el último eslabón visible y documente las tres decisiones previas que crearon las condiciones.

CAPÍTULO III

LA DIGNIDAD EN EL CENTRO

Más Allá de Reparar Piezas Humanas

No cures la fiebre: cura al que tiembla. No leas el expediente: lee la mano que no sabe si volverá a escribir su nombre. Hay un rostro detrás de cada cifra que archivamos, y ese rostro no cabe en ninguna casilla, por ancha que la hagamos, por muchos años que llevemos fingiendo que sí cabe.

Novecientas tesis

En diciembre de 1486, un joven de veintitrés años llegó a Roma con una intención que nadie de su generación se había atrevido a formular con esa amplitud.

Quería defender, en un debate público convocado ante los más grandes teólogos y filósofos de la cristiandad, novecientas tesis que pretendían reconciliar bajo un mismo techo intelectual la filosofía griega, la cábala judía, el pensamiento árabe y la doctrina cristiana.

Se llamaba Giovanni Pico della Mirandola.

El texto que escribió para presentar aquel debate nunca llegó a leerse en público: el papa Inocencio VIII suspendió el evento antes de que ocurriera. Terminó convirtiéndose, de todos modos, en uno de los documentos fundacionales del humanismo occidental. El *Discurso sobre la dignidad del hombre.*

Roma, aquel invierno, era una ciudad que todavía no sabía que estaba a punto de convertirse en el epicentro artístico de Occidente. Miguel Ángel y Rafael estaban aún por llegar.

Pero ya bullía con la energía inquieta de los humanistas que habían redescubierto, en manuscritos rescatados de bibliotecas bizantinas y monasterios olvidados, la totalidad del pensamiento griego que la Edad Media apenas conoció de segunda mano.

Pico era hijo de un conde de la pequeña Mirandola. Hablaba veintidós idiomas, según sus biógrafos contemporáneos. Había estudiado en Ferrara, Padua y París.

Llegaba a Roma con la ambición desmedida —algunos dirían la soberbia intelectual; otros, la genuina fe humanista— de demostrar que todas las tradiciones de sabiduría de la humanidad, lejos de contradecirse, convergían en una única verdad más profunda que cualquiera de ellas por separado.

Convocó el debate por su propia cuenta. Financió la impresión de las novecientas tesis con su propio patrimonio. E invitó a cualquier erudito de Europa dispuesto a viajar a Roma a discutirlas con él, ofreciendo pagar los gastos del viaje de su bolsillo.

Nunca antes, en la memoria de la cristiandad latina, un solo hombre de veintitrés años había convocado con tanta audacia a la totalidad del saber conocido a un mismo escenario.

El don más peligroso

Pico imaginó, en las páginas de ese discurso, una escena que todavía hoy produce escalofríos a quien la lee con atención.

Dios ha repartido ya entre todas las criaturas del universo sus dones fijos e inmutables. Al águila el vuelo. Al león la fuerza. A la estrella su órbita eterna.

Y entonces se encuentra frente al ser humano sin ningún don más que darle, porque ya lo ha repartido todo.

En lugar de dejarlo sin naturaleza, le entrega el don más extraño y más peligroso de todos: **ninguna naturaleza fija.**

Te he puesto en el centro del mundo, para que desde allí puedas mirar con mayor comodidad todo lo que hay en él. No te he hecho ni celestial ni terrenal, ni mortal ni inmortal, para que tú mismo, como escultor y modelador de ti mismo, te labres en la forma que prefieras. Podrás degenerar hacia lo inferior, con los brutos; podrás regenerarte, según tu voluntad, hacia las cosas superiores, que son divinas.

La respuesta de la Iglesia a esa audacia fue tan implacable como previsible en su época.

Una comisión papal examinó las novecientas tesis y condenó trece de ellas como heréticas o al menos sospechosas. Pico, lejos de retractarse en silencio, publicó una apología encendida que solo empeoró su situación.

Tuvo que huir a Francia. Fue arrestado por orden del propio papa. Pasó meses en prisión antes de que intercesores poderosos lograran su liberación.

Vivió el resto de su breve vida —murió a los treinta y un años, probablemente envenenado, aunque la historia nunca resolvió del todo esa sospecha— bajo la sombra de una condena eclesiástica que jamás llegó a levantarse por completo mientras estuvo vivo.

El hombre que había escrito el manifiesto más audaz jamás redactado sobre la dignidad y la libertad radical del ser humano murió perseguido, silenciado y con su obra en el índice de libros prohibidos.

La ironía no necesita que nadie la subraye.

Y sin embargo, algo de aquel discurso sobrevivió a su propio naufragio, como sobreviven ciertas semillas al incendio del bosque que las dispersó.

El *Discurso sobre la dignidad del hombre* circuló copiado a mano y después impreso, entre generaciones de humanistas que nunca conocieron a Pico en persona. Y terminó siendo uno de los cimientos filosóficos silenciosos sobre los que se construyeron después las declaraciones modernas de derechos humanos.

La idea de que **la dignidad no se otorga por mérito, por función social ni por utilidad productiva, sino que es constitutiva del simple hecho de ser humano** —indivisible e inalienable— es una idea que Pico articuló con claridad casi profética siglos antes de que ningún parlamento la codificara en un artículo legal.

Toda institución de salud que hoy invoca la palabra dignidad en su misión institucional está citando, casi siempre sin saberlo y diluido por cinco siglos de transmisión indirecta, al joven condenado de Mirandola.

El Síndrome del Expediente

Pico escribió que el ser humano no tiene naturaleza fija porque es su propio escultor.

Cinco siglos después hemos construido sistemas de salud que hacen exactamente lo contrario: **le asignan al paciente una naturaleza fija, cerrada y administrativa en el instante mismo en que cruza la puerta de admisión.**

Deja de ser, en ese momento, el escultor de sí mismo que Pico imaginó con tanta esperanza.

Se convierte en la cama tres del pabellón B. En el expediente número tal. En un diagnóstico codificado según una clasificación internacional que reduce, a unos pocos dígitos alfanuméricos, la totalidad biográfica, emocional y espiritual de una persona.

Alguien que hasta esa misma mañana tenía nombre, historia, miedos propios y una forma particular de reír que nadie en el sistema tendrá jamás la curiosidad de preguntar.

Llamemos a esto, con la precisión que ya nos exigimos en esta colección, el **Síndrome del Expediente**: la sustitución progresiva, casi siempre involuntaria y casi nunca maliciosa, de la persona real por su representación administrativa.

Hasta el punto en que el sistema entero termina tomando decisiones sobre el expediente. Optimizando el expediente. Agilizando el expediente. Dando de alta al expediente.

Sin que nadie, en ningún punto del proceso, se detenga a preguntar si ese expediente sigue pareciéndose, siquiera remotamente, al ser humano que le dio origen.

Conviene distinguirlo con precisión del Efecto Pieza Suelta del capítulo anterior, aunque ambos nazcan de la misma raíz fragmentadora.

El **Efecto Pieza Suelta explica por qué nadie ve el proceso completo. El Síndrome del Expediente explica por qué, incluso cuando alguien sí lo ve, ya no ve en él a una persona sino a un objeto administrativo que hay que procesar con eficiencia.**

La señora Martínez

Pensemos en una mujer de setenta y ocho años que ingresa a un servicio de medicina interna con una neumonía.

Durante los primeros minutos de su internamiento, alguien anota su edad, su presión arterial, su saturación de oxígeno, sus antecedentes patológicos. Todo eso es necesario, y ningún médico responsable prescindiría de esa información.

Pero en algún punto del proceso ocurre otra cosa. No siempre, no en todas partes, pero con la frecuencia suficiente como para que el fenómeno merezca nombre propio.

Esa mujer deja de ser, en el lenguaje cotidiano del equipo que la atiende, *la señora Martínez, que fue maestra de escuela durante cuarenta años y todavía corrige la gramática de sus nietos por teléfono.*

Y pasa a ser, simplemente, *la neumonía de la cama doce.*

La transición ocurre casi siempre sin mala intención. El volumen de pacientes, la presión del tiempo y la fatiga acumulada de turnos extenuantes empujan al lenguaje hacia el atajo administrativo.

Y el atajo administrativo, repetido lo suficiente, termina moldeando la percepción real de quien lo usa.

Se puede tratar con excelencia técnica a la neumonía de la cama doce sin haber preguntado jamás si la señora Martínez tiene miedo de morir sola. Si hay alguien esperándola en casa. Si el diagnóstico le impide asistir al cumpleaños de un nieto que llevaba meses esperando.

El cuerpo se cura.

La persona, mientras tanto, puede quedar completamente sola dentro de ese cuerpo que el sistema sí supo reparar.

El cuerpo como misterio, no como problema

El filósofo francés Gabriel Marcel —contemporáneo de Sartre y de Heidegger, mucho menos conocido fuera de los círculos especializados a pesar de la profundidad de su pensamiento— propuso una distinción que debería colgarse en la entrada de cada facultad de medicina del mundo.

La diferencia entre un problema y un misterio.

Un **problema** es algo que está frente a mí, separado de mí. Puedo analizarlo, descomponerlo en sus partes y resolverlo con las herramientas adecuadas sin que mi propia existencia quede comprometida en el proceso.

Un **misterio**, en cambio, es algo en lo que yo mismo estoy involucrado. No puedo observarlo desde afuera sin traicionar su naturaleza, porque la pregunta y quien pregunta forman parte de la misma realidad indivisible.

El cuerpo humano, sostenía Marcel con una insistencia que atravesó toda su obra, no es un problema. Es un misterio.

Yo no tengo un cuerpo de la misma manera en que tengo un automóvil o un par de zapatos, algo externo a mí que uso y del que podría prescindir sin dejar de ser quien soy.

Yo soy mi cuerpo, en un sentido que ninguna prótesis conceptual logra suavizar del todo.

Cuando la medicina moderna convierte al cuerpo enfermo en un problema técnico a resolver, ejecuta una operación filosóficamente necesaria para curar la fractura. Nadie en este cuaderno pretende cuestionar la legitimidad de ese método.

Pero corre el riesgo de olvidar, en el camino, que ese cuerpo sigue siendo simultáneamente el misterio irreductible de una persona entera que lo habita.

La distinción entre *ser* y *tener* que Marcel desarrolló a lo largo de su Diario metafísico apunta exactamente a esa tensión.

Un sistema de salud que solo sabe *tener* pacientes, gestionarlos como se gestiona un inventario, ha perdido ya el acceso al registro donde ocurre lo único que realmente importa: *ser* con el paciente. Acompañarlo en el misterio de su propio cuerpo, en lugar de limitarse a resolver el problema técnico que ese cuerpo presenta.

Dos médicos, la misma habitación

Hagamos tangible esa distinción abstracta. Dos médicos distintos entran a la misma habitación, con el mismo expediente en la mano, a ver al mismo paciente recién diagnosticado con una enfermedad crónica que cambiará el resto de su vida.

El **primero** entra y revisa los valores de laboratorio en la pantalla sin mirar todavía al paciente. Explica en un lenguaje técnico correcto y apresurado el diagnóstico y el plan de tratamiento. Responde dos preguntas breves con precisión clínica impecable. Y sale de la habitación habiendo *tenido* una consulta exitosa, según cualquier criterio de productividad que se quiera aplicar.

El **segundo** entra y se sienta. Ese solo gesto, sentarse en lugar de permanecer de pie junto a la puerta, cambia de manera medible, según estudios de comunicación clínica, la percepción de tiempo dedicado que el paciente reporta después.

Mira al paciente antes de mirar la pantalla. Explica el mismo diagnóstico con las mismas palabras técnicas necesarias. Y se detiene después a preguntar qué es lo que más le preocupa de lo que acaba de escuchar.

Y espera, en silencio, el tiempo que haga falta para que la respuesta llegue.

Los dos médicos, medidos por cualquier indicador de producción hospitalaria, atendieron la misma consulta en un tiempo similar.

Solo uno de los dos estuvo, en el sentido pleno que Marcel le daba a la palabra, con el paciente.

Disponibilidad

Marcel acuñó también una palabra que merece rescatarse del olvido académico en el que ha quedado sepultada: *disponibilité.*

Disponibilidad, sí, pero en un sentido mucho más exigente que el que usamos cuando decimos que un médico está disponible en su horario de consulta.

La disponibilidad, para Marcel, es una apertura activa del propio ser hacia el otro. Una capacidad de presencia que no se mide en minutos asignados sino en la calidad de la atención que uno le ofrece a quien tiene enfrente.

Existe su contrario exacto: **la indisponibilidad del que está físicamente presente pero interiormente ausente.** Ocupado en otra cosa. Mirando el reloj. Pensando ya en el siguiente paciente de la fila mientras finge escuchar al que tiene delante.

Cualquier persona que alguna vez haya sido atendida por un profesional de salud agotado, reducido él mismo a una pieza suelta del sistema que lo consume, reconoce de inmediato esa indisponibilidad, aunque nunca haya escuchado el nombre de Gabriel Marcel.

Marcel escribió buena parte de su obra mientras ejercía, de manera simultánea, como crítico teatral y como consejero espiritual informal de amigos y desconocidos que buscaban su consejo en momentos de crisis.

Esa doble práctica —pensar sobre el escenario y acompañar en la trinchera íntima de la vida real— le dio a su filosofía una textura poco común entre los pensadores de su generación. Nunca dejó de sonar a experiencia vivida, incluso en sus pasajes más abstractos.

Cuando describe la indisponibilidad, no la presenta como un vicio moral que haya que castigar. La presenta como una consecuencia casi inevitable del cansancio, la prisa y la sobrecarga.

Nos advierte, sin embargo, que esa indisponibilidad, aunque comprensible, tiene un costo real y medible en quien la padece del otro lado.

El paciente percibe, con una sensibilidad que ningún formulario de satisfacción logra capturar del todo, que el profesional frente a él está presente en el cuerpo y ausente en otra parte.

Y esa ausencia, por sutil que sea, se siente como un abandono. Incluso cuando el procedimiento técnico se ejecuta con perfección.

El Cuidado Consciente como estándar operativo

No basta con denunciar el problema. La tradición de esta colección exige que cada diagnóstico venga acompañado de una propuesta que pueda aterrizarse en un protocolo real, y no solo en una intención noble que se disuelve en la primera junta directiva.

Proponemos entonces un nombre y un marco para lo que hasta ahora hemos descrito solo en negativo: el **Cuidado Consciente.**

No como una actitud interior deseable, aunque también lo sea, sino como un estándar de gestión clínica verificable, con indicadores propios, que cualquier institución puede empezar a implementar sin esperar una reforma estructural completa del sistema que la rodea.

Descansa sobre cuatro pilares. Cada uno viene acompañado de una métrica concreta, porque un estándar que no se mide es una declaración de intenciones con otro nombre.

Primer pilar: el nombre antes que el número

Ningún protocolo institucional debería permitir que un profesional se refiera a un paciente por su número de cama o su diagnóstico sin haber pronunciado, al menos una vez por turno, su nombre completo.

Parece un gesto simbólico menor. En la práctica cambia radicalmente la disposición mental de quien lo pronuncia, porque nombrar a alguien por su nombre es, como bien sabía toda la tradición oral que precedió a la escritura, un acto de reconocimiento que ningún código alfanumérico puede replicar.

Algunas instituciones que colocan el nombre del paciente escrito a mano, visible en la cabecera de la cama en lugar de solo el número de habitación, reportan un cambio perceptible en el tono con el que el personal se dirige a la persona internada.

Indicador propuesto: proporción de pacientes internados que, al ser preguntados por un tercero ajeno al equipo tratante, pueden nombrar al menos a un profesional que se dirigió a ellos por su nombre durante las últimas veinticuatro horas. Se mide con una pregunta y una tabla.

Segundo pilar: el tiempo mínimo de presencia no clínica

Un espacio protegido, aunque sea de pocos minutos, en el que el profesional se relacione con el paciente sin ejecutar ningún procedimiento técnico. Simplemente para preguntar cómo está llevando la experiencia de estar enfermo, y no solo la enfermedad misma.

No se trata de añadir más tiempo al calendario ya sobrecargado de un profesional de salud.

Se trata de proteger explícitamente, dentro del tiempo que ya existe, una porción mínima que no se destine a ningún procedimiento medible. **Porque lo que no se protege explícitamente en un sistema sobrecargado termina, invariablemente, cediendo su espacio a lo que sí se mide.**

Indicador propuesto: minutos de presencia no clínica documentados por paciente y por día, con una meta institucional explícita. Si el sistema mide con precisión de segundos el tiempo de despacho de farmacia, puede medir esto.

Tercer pilar: la trazabilidad narrativa

Que el expediente clínico conserve, además de los datos técnicos indispensables, un registro breve pero constante de la biografía relevante del paciente. Su ocupación. Su red de apoyo. Sus miedos expresados.

De modo que cualquier profesional que lo atienda después pueda continuar viéndolo como persona y no solo como caso.

En la práctica exige algo tan simple como un campo adicional en la historia clínica electrónica. Y exige también la disciplina institucional de llenarlo con la misma seriedad con que se llenan los signos vitales.

Indicador propuesto: porcentaje de expedientes activos con campo narrativo completado y actualizado en las últimas setenta y dos horas. Es una consulta automática en cualquier sistema de historia clínica electrónica.

Cuarto pilar: la protección activa de la disponibilidad del cuidador

Ningún sistema puede exigirle disponibilidad genuina, en el sentido de Marcel, a un profesional que atiende a cuarenta pacientes por turno sin pausa, sin descanso real y sin apoyo para procesar el desgaste acumulado de sostener, día tras día, el misterio ajeno.

Este pilar es, en realidad, **la condición de posibilidad de los otros tres.** Nadie puede ofrecer presencia genuina desde el agotamiento total, por más que el protocolo se lo exija por escrito.

Exige un compromiso político real para destinar los fondos necesarios y contar con el personal suficiente. No con *el que se puede*. O, cuando menos, exige la valentía de llamar las cosas por su nombre y pasar de lo declarativo a la acción.

Indicador propuesto: proporción de turnos en que la carga real de pacientes por profesional superó el estándar institucional, reportada mensualmente al mismo comité que revisa los indicadores financieros. Los tres pilares anteriores son inauditables mientras este dato permanezca oculto.

Ninguno de los cuatro pilares requiere acciones extraordinarias.

Todos requieren, eso sí, la voluntad directiva de medirlos con la misma seriedad con la que se mide la tasa de ocupación de camas o el tiempo promedio de espera.

Porque aquello que una institución no mide tiende, tarde o temprano, a dejar de importarle en la práctica. Sin importar cuántas veces lo mencione en la misión institucional impresa en la pared de la recepción.

La pregunta que ya existe y casi nadie hace

No partimos de cero.

El psiquiatra canadiense Harvey Max Chochinov, tras décadas de trabajo clínico e investigación en cuidados paliativos, desarrolló a comienzos de este siglo un instrumento sorprendentemente simple que merece ocupar un lugar central en cualquier protocolo de Cuidado Consciente.

Se llama la Pregunta de Dignidad del Paciente. Apenas seis palabras en su formulación original en inglés, traducibles al español así:

¿Qué necesito saber sobre usted como persona para poder darle la mejor atención posible?

Chochinov demostró, en estudios publicados y replicados en distintos contextos clínicos, que esa pregunta —formulada una sola vez, documentada en el expediente y compartida con el resto del equipo tratante— cambia de manera medible la calidad percibida de la atención.

Reduce la sensación de despersonalización que reportan los pacientes en contextos de enfermedad grave. Y en algunos estudios se asoció incluso con menor incidencia de síntomas depresivos y ansiosos durante la hospitalización.

Lo notable de la Pregunta de Dignidad no es su sofisticación técnica. No la tiene, deliberadamente.

Es su función como bisagra institucional: **convierte la trazabilidad narrativa en un procedimiento estandarizado, replicable y enseñable en una capacitación de una tarde.** Que no depende de la sensibilidad espontánea de cada profesional, sino que queda incorporado al flujo mismo de la atención.

Chochinov llamó a este enfoque *terapia de la dignidad.* Y aunque nació en el contexto específico de los cuidados al final de la vida, no existe ninguna razón clínica ni ética para reservarlo solo a pacientes moribundos.

La señora Martínez, con su neumonía en la cama doce, merece la misma pregunta que un paciente en fase terminal.

Porque la dignidad, a diferencia de lo que sugiere buena parte de la práctica clínica actual, no es un recurso escaso que deba racionarse para los momentos de mayor gravedad.

La dignidad no es un lujo de gestión

Conviene anticipar la objeción más previsible a todo lo anterior, porque ya la hemos escuchado en incontables comités directivos.

Dice que la dignidad y el cuidado consciente son ideales hermosos pero poco realistas frente a la escasez de recursos, la sobrecarga de personal y la presión constante de los indicadores de producción.

La objeción es comprensible. Pero invierte el orden real de la causalidad.

La evidencia acumulada en estudios de experiencia del paciente y seguridad clínica de las últimas dos décadas sugiere de manera consistente que las instituciones que logran instalar prácticas de cuidado centrado en la persona no solo mejoran la satisfacción subjetiva de sus pacientes, lo que ya sería razón suficiente.

También reducen eventos adversos. Disminuyen la duración de las estancias. Y logran menor rotación de personal.

Precisamente porque un profesional que puede ejercer su vocación con dignidad, y no solo cumplir una cuota, se agota con más lentitud que uno reducido a una pieza suelta del engranaje.

La dignidad, lejos de ser un lujo que compite con la eficiencia, resulta ser una de sus condiciones de posibilidad más subestimadas.

Vale la pena desmontar una segunda objeción, más sutil que la primera.

Es la idea de que el cuidado consciente es simplemente buena voluntad o vocación. Algo que depende del carácter individual de cada profesional y que, por lo tanto, no puede gestionarse institucionalmente.

Esa objeción confunde la fuente del cuidado con su sostenibilidad.

La fuente, en efecto, nace casi siempre de una disposición ética personal. La sostenibilidad depende enteramente de las condiciones institucionales que rodean a esa disposición.

Ningún profesional, por vocacional que sea, puede sostener disponibilidad genuina en un turno de dieciséis horas, sin pausa, con veinte pacientes simultáneos y sin ningún espacio para procesar el desgaste emocional acumulado.

La vocación no es infinita ni autosuficiente. Es, como cualquier recurso humano real, finita y necesitada de sostén.

Gestionar el Cuidado Consciente significa entonces dejar de depender del heroísmo individual del profesional agotado, y empezar a construir —con la misma seriedad técnica que se aplica a cualquier otro proceso hospitalario— las condiciones estructurales que hacen posible que la vocación no se consuma a sí misma antes de tiempo.

Una convergencia que atraviesa continentes

No es la primera vez, en esta colección, que encontramos a dos tradiciones de pensamiento completamente ajenas entre sí llegando por caminos independientes a la misma conclusión.

Esa recurrencia empieza a parecer, más que casualidad, un indicio serio de que estamos frente a una verdad estructural sobre lo humano.

En el sur de África, generaciones de pueblos bantúes desarrollaron y transmitieron oralmente un concepto ético que hoy conocemos, en su formulación zulú, como *ubuntu*.

Se resume con frecuencia en la frase *umuntu ngumuntu ngabantu*: una persona es persona a través de otras personas.

La idea es que la dignidad humana no es un atributo aislado que un individuo posee en soledad, sino una realidad que solo existe y se realiza plenamente en la trama de reconocimiento mutuo con los demás.
El arzobispo Desmond Tutu, que popularizó el concepto en Occidente durante los trabajos de la Comisión de la Verdad y la Reconciliación en Sudáfrica, solía explicarlo con una imagen que cualquier gestor de salud debería llevar consigo.

Mi humanidad está atada, inextricablemente, a la tuya. Te deshumanizas cuando me deshumanizas. Y ambos perdemos algo esencial cuando cualquiera de los dos deja de ver al otro como persona plena.

De ahí se sigue una consecuencia que este capítulo necesita subrayar.

Un sistema gobernado bajo el Síndrome del Expediente no solo le hace daño al paciente reducido a caso administrativo. **Le hace daño, de manera menos visible pero igualmente real, al profesional que participa de esa reducción.**

Porque en la lógica de *ubuntu*, deshumanizar al otro es inevitablemente deshumanizarse también a uno mismo.

El Cuidado Consciente, entendido bajo esa luz, no es un beneficio unilateral que el sistema le concede al paciente por generosidad institucional.

Es la condición de posibilidad para que también el profesional conserve, turno tras turno, la propia humanidad que el ejercicio prolongado de la medicina fragmentada tiende a erosionar sin que nadie lo busque deliberadamente.

El rostro que no cabe en la casilla

Esta es, en última instancia, la base moral que sostiene el resto de esta colección.

Y no es casualidad que sea también el terreno donde convergen las dos sagas literarias que acompañan a estos cuadernos.

Un médico y una enfermera. Dos vocaciones distintas. Dos trincheras distintas del mismo sistema.

Cada uno con sus propias derrotas y sus propios aprendizajes, que estas páginas apenas rozan porque pertenecen a un relato más extenso.

Y ambos defendiendo, a su manera, la misma convicción: que ningún indicador de gestión justifica olvidar que detrás de cada expediente hay un rostro.

Un rostro que, como bien supo Pico della Mirandola cinco siglos antes de que existiera la palabra *indicador,* fue puesto en el centro del mundo para labrarse a sí mismo. No para que un sistema indiferente lo esculpiera en su lugar.

Quizá no sea casualidad que el discurso más radical jamás escrito sobre la libertad y la dignidad humanas haya nacido de un joven condenado poco después por atreverse a pensar sin las cadenas de su época.

Ni que su eco resuene hoy con más fuerza en los pasillos de un hospital saturado que en los libros de historia de la filosofía, donde suele quedar arrinconado como anécdota renacentista.

La dignidad, después de todo, nunca ha sido cómoda para quienes administran sistemas que prefieren cuerpos dóciles y expedientes ordenados antes que personas enteras.

Indomables en su propio misterio. Capaces, como Pico soñó para toda la humanidad, de labrarse a sí mismas incluso en el instante más frágil de la enfermedad.

IDEAS CLAVE
PARA EL DIRECTIVO SIN TIEMPO

- El *Discurso sobre la dignidad del hombre* de Pico della Mirandola (1486) planteó que el ser humano no tiene naturaleza fija, sino la libertad radical de labrarse a sí mismo. La gestión sanitaria contemporánea le asigna al paciente una naturaleza administrativa fija desde el instante de su ingreso.

- **La dignidad no se otorga por mérito, por función social ni por utilidad productiva.** Es constitutiva del hecho de ser humano. Toda institución que hoy invoca esa palabra en su misión está citando, sin saberlo, al joven condenado de Mirandola.

- El **Síndrome del Expediente** describe la sustitución progresiva de la persona real por su representación administrativa, hasta que el sistema toma decisiones sobre el expediente sin verificar si sigue representando al ser humano que le dio origen.

IDEAS CLAVE
PARA EL DIRECTIVO SIN TIEMPO

- Se distingue con precisión del capítulo anterior: el Efecto Pieza Suelta explica por qué nadie ve el proceso completo; el Síndrome del Expediente explica por qué, incluso viéndolo, ya no se ve una persona.

- Gabriel Marcel distingue entre tratar el cuerpo como problema técnico y tratarlo como misterio en el que el propio observador está involucrado. Un sistema que solo sabe *tener* pacientes ha perdido el acceso a lo esencial, que es ser con ellos

- La *disponibilité* de Marcel no se mide en minutos de agenda sino en calidad de presencia. Su contrario es la indisponibilidad de quien está físicamente presente e interiormente ausente. Marcel no la trata como vicio moral, sino como consecuencia previsible del cansancio y la sobrecarga.

IDEAS CLAVE PARA EL DIRECTIVO SIN TIEMPO

- El **Cuidado Consciente** descansa en cuatro pilares con métrica propia: el nombre antes que el número; el tiempo protegido de presencia no clínica; la trazabilidad narrativa en el expediente; y la protección activa de la disponibilidad del cuidador.

- El cuarto pilar es la condición de posibilidad de los tres anteriores. **Los otros tres son inauditables mientras la carga real de pacientes por profesional permanezca oculta.**

- La Pregunta de Dignidad de Chochinov convierte la intención en procedimiento: seis palabras, enseñables en una tarde, que no dependen de la sensibilidad espontánea de nadie.

IDEAS CLAVE
PARA EL DIRECTIVO SIN TIEMPO

- La dignidad no compite con la eficiencia: las instituciones que instalan cuidado centrado en la persona reducen eventos adversos, acortan estancias y retienen mejor a su personal.

- La **vocación no es infinita ni autosuficiente.** Confundir la fuente del cuidado con su sostenibilidad es lo que permite seguir exigiendo heroísmo individual en lugar de construir condiciones.

- El *ubuntu* converge, desde una tradición oral completamente independiente, con Pico y con Marcel: deshumanizar al paciente deshumaniza también, de manera menos visible, a quien lo atiende.

PREGUNTAS ESTRATÉGICAS PARA EL GESTOR DISPUESTO A AUDITARSE A SÍ MISMO

1. ¿Cuántos de los pacientes que tu institución atendió esta semana podrías nombrar tú, con nombre completo, sin consultar un expediente?

2. ¿Alguno de tus indicadores mide, de forma verificable, si tus pacientes fueron tratados como personas y no solo como casos resueltos? Si ninguno lo hace, ¿qué está midiendo el sistema en su lugar?

3. De los cuatro indicadores propuestos en este capítulo, ¿cuál podrías empezar a calcular esta misma semana con datos que ya existen?

PREGUNTAS ESTRATÉGICAS PARA EL GESTOR DISPUESTO A AUDITARSE A SÍ MISMO

4. ¿Reconoces en tu equipo la diferencia entre un profesional genuinamente disponible y uno que cumple su horario con indisponibilidad interior? ¿Qué haces al respecto?

5. Si tuvieras que justificar ante un comité financiero por qué la presencia no clínica no es un lujo sino una inversión, ¿qué evidencia llevarías?

6. ¿Qué le dirías hoy a un colaborador que empieza a mostrar signos de indisponibilidad crónica, agotado por sostener el misterio ajeno sin sostén propio?

HERRAMIENTAS Y ACCIONES PARA EL LUNES

- Implementa la Pregunta de Dignidad en un solo servicio durante un mes. Documenta la respuesta en el expediente y compártela con el equipo tratante. Es la intervención más barata y mejor documentada de este capítulo.

- Escucha durante una semana el lenguaje real de tu servicio y cuenta cuántas veces se nombra a un paciente por su diagnóstico o su número de cama. Esa cuenta es tu línea base.

- Coloca el nombre del paciente, visible, en la cabecera de la cama. Cuesta una impresora y cambia el tono de cada interacción que ocurre frente a ella.

HERRAMIENTAS Y ACCIONES PARA EL LUNES

- Solicita que se añada un campo narrativo al sistema de historia clínica electrónica y define, con tu equipo, qué tres datos mínimos debe contener.
- Lleva al comité que revisa indicadores financieros la proporción de turnos que superaron el estándar de carga. Sin ese dato, cualquier discurso sobre dignidad es declarativo.

CAPÍTULO IV

CÓMO EL SISTEMA PROTEGE SUS INTERESES

Barreras Institucionales Ante Quien Intenta Cambiarlo

Todo cuerpo que ha aprendido a sobrevivir fabrica, tarde o temprano, sus propios anticuerpos. No distinguen entre el virus y la cura: solo distinguen entre lo propio y lo extraño, y atacan con la misma furia ciega al invasor que a la mano que viene a sanar.

Noviembre de 1945

Apenas siete meses después de asumir la presidencia tras la muerte de Franklin D. Roosevelt, Harry Truman envió al Congreso de Estados Unidos un mensaje que ningún presidente había enviado antes con esa claridad.

Proponía la creación de un seguro nacional de salud, obligatorio y financiado con impuestos sobre la nómina, que cubriría a la totalidad de la población sin distinción de capacidad de pago.

No era una propuesta socialista en ningún sentido técnico del término. Truman insistió hasta el cansancio en que los médicos seguirían siendo profesionales privados e independientes, libres de elegir a sus pacientes.

Fue exactamente esa palabra, *socializada*, la que terminaría enterrando la iniciativa antes de que llegara siquiera a votación en el pleno.

La Asociación Médica Americana, la organización gremial más poderosa de la medicina estadounidense, respondió con una campaña que los historiadores de la salud pública consideran, hasta hoy, la operación de cabildeo más costosa y más sofisticada desplegada jamás contra una política pública en ese país.

Contrató a la firma de relaciones públicas Whitaker and Baxter, pionera de una disciplina entonces incipiente: la campaña política profesionalizada, con encuestas, mensajes probados y medios masivos.

Y le encomendó una tarea de objetivo tan simple como demoledor. Asociar, en la mente del ciudadano promedio, el seguro nacional de salud con el comunismo soviético. En el momento exacto en que la Guerra Fría empezaba a instalar un miedo visceral e indiscriminado hacia cualquier cosa etiquetable como colectivismo.

La AMA gravó a cada uno de sus miembros con una cuota extraordinaria de veinticinco dólares, suma considerable para la época, destinada exclusivamente a financiar la campaña. Terminó costando más de un millón y medio de dólares, cifra sin precedentes para el cabildeo de un solo gremio profesional.

La campaña no se limitó a la publicidad convencional.

Whitaker and Baxter distribuyó folletos y carteles a las salas de espera de miles de consultorios médicos en todo el país. Un paciente los veía mientras aguardaba su turno, en el momento de mayor vulnerabilidad y mayor confianza hacia la figura del médico que lo atendería minutos después.

El mensaje llegaba investido de la autoridad silenciosa de la bata blanca antes de que el propio médico dijera una sola palabra.

Se acuñó, con una precisión publicitaria que cualquier estratega político actual reconocería de inmediato, la expresión **medicina socializada**. Una etiqueta que no describía con exactitud ninguna de las versiones reales de la propuesta de Truman, pero que resultaba fonéticamente parecida a *socialismo* y, por lo tanto, emocionalmente eficaz.

Truman, furioso por lo que consideraba una distorsión deliberada, calificó la campaña como una de las operaciones de mentira más costosas jamás montadas contra un presidente en funciones.

La furia presidencial no logró revertir el resultado.

La propuesta, pese a haber sido reintroducida en distintas versiones durante casi toda su presidencia, nunca logró los votos necesarios.

Estados Unidos siguió siendo, durante las siete décadas siguientes, el único país industrializado sin un sistema de cobertura universal de salud. Hasta la aprobación parcial, ya en 2010, de una reforma mucho más moderada que la que Truman había soñado sesenta y cinco años antes.

La ley de hierro que ningún reformador quiere admitir

El sociólogo alemán Robert Michels publicó en 1911 un estudio sobre el funcionamiento interno de los partidos socialdemócratas europeos. Organizaciones que, en teoría, encarnaban el ideal democrático más radical de su época.

Llegó a una conclusión tan incómoda que muchos de sus propios colegas socialistas se negaron a discutirla en público.

Incluso las organizaciones fundadas con la intención explícita de democratizar el poder terminan, con el paso del tiempo, desarrollando una casta dirigente que prioriza su propia permanencia por encima de la misión original que le dio origen.

Michels llamó a esa regularidad **la ley de hierro de la oligarquía,** y la fundamentó en un mecanismo casi mecánico.

Cualquier organización que crece más allá de cierto tamaño necesita, para funcionar, una estructura administrativa profesionalizada.

Esa estructura desarrolla, inevitablemente, conocimientos técnicos, redes de contacto y capital político que la base de la organización no posee ni puede fiscalizar con facilidad.

Y esa asimetría de conocimiento y de poder, sostenida en el tiempo, termina convirtiendo a la dirigencia en un grupo con intereses propios. Distintos, y con frecuencia opuestos, a los de quienes la organización dice representar

La ley de Michels no describe una conspiración deliberada ni una traición consciente de ideales.

Describe algo más inquietante todavía: una tendencia estructural que opera incluso cuando cada dirigente individual conserva, en su fuero interno, la sinceridad de sus convicciones originales.

Un gremio médico fundado para proteger la autonomía profesional de sus miembros frente al Estado puede, con el tiempo, convertirse en una organización cuya prioridad efectiva, medida no por sus estatutos sino por sus decisiones reales, es proteger los ingresos y el estatus de su dirigencia y de los sectores más consolidados de su membresía.

Incluso cuando esa protección entra en conflicto directo con el bienestar de la población que el gremio dice servir.

La AMA de 1949 no mentía cuando afirmaba defender la libertad del paciente y la independencia del médico. Simplemente había desarrollado, como cualquier organización sometida a las presiones que Michels describió, una estructura de intereses que coincidía con el rechazo a cualquier reforma que alterara el modelo de pago por servicio del que la profesión organizada se beneficiaba.

Conviene señalar algo, porque la historia intelectual rara vez es tan limpia como uno quisiera.

El propio Michels terminó ilustrando con su biografía la inquietante lógica que había descrito.

Desencantado con lo que consideraba la hipocresía oligárquica del socialismo europeo que había estudiado, terminó sus días como simpatizante del fascismo italiano. Convencido de que solo un liderazgo fuerte y abiertamente jerárquico podía ser honesto sobre la inevitabilidad de la oligarquía que la democracia formal prefería disimular.

Esa trayectoria personal no invalida su diagnóstico sociológico, confirmado una y otra vez en el estudio empírico de sindicatos, partidos, colegios profesionales y organizaciones no gubernamentales de las más diversas ideologías durante el siglo que siguió.

Pero sí debería funcionar como advertencia. **Reconocer la ley de hierro de la oligarquía no obliga a resignarse ante ella, como hizo su propio autor.**

Obliga, más bien, a diseñar mecanismos institucionales de rendición de cuentas que ninguna organización adquiere de manera automática ni conserva sin esfuerzo activo y sostenido, por bienintencionada que haya sido su fundación.

Cualquier director de hospital que haya presidido, aunque sea una vez, la junta directiva de un colegio profesional reconocerá el patrón en su forma más cotidiana.

Las mismas pocas personas rotan entre cargos directivos año tras año. El acceso a la información financiera se concentra en un círculo reducido. Las asambleas se convocan con quórum mínimo y agendas que dejan poco espacio real para el disenso.

Y cualquier propuesta de renovación estructural del liderazgo se enfrenta, invariablemente, con el argumento de la experiencia necesaria o la continuidad institucional que solo quienes ya están en el poder parecen poseer.

La advertencia de Maquiavelo

En 1513, desterrado de Florencia en una casa de campo de San Casciano donde pasaba las tardes escribiendo y las noches conversando, según él mismo confesó en una carta, con los autores antiguos de su biblioteca, Nicolás Maquiavelo redactó el capítulo sexto de *El príncipe.*

Ese capítulo contiene la formulación más precisa que se ha escrito jamás sobre por qué fracasan las reformas.

No hay nada más difícil de emprender, ni más dudoso de éxito, ni más peligroso de manejar, que hacerse promotor de un orden nuevo. Porque el promotor tiene por enemigos a todos aquellos a quienes el orden viejo beneficiaba, y por tibios defensores a todos aquellos a quienes beneficiaría el orden nuevo.

Conviene detenerse en la estructura exacta de esa asimetría, porque es la clave operativa del capítulo entero.

Quién pierde con la reforma sabe exactamente cuánto pierde. El contrato, la comisión, el volumen de derivaciones, la partida presupuestaria: son cifras concretas, atribuibles y perfectamente cuantificables. La pérdida es cierta, inmediata y personal.

Quién ganaría con la reforma no sabe todavía cuánto ganaría. El infarto que no ocurrirá. La hospitalización que se evitará. El niño cuya curva de crecimiento alguien vigilará a tiempo. El beneficio es difuso, futuro y estadístico.

De esa asimetría se sigue todo lo demás.

El grupo que pierde está motivado, organizado y dispone de recursos para defenderse. El grupo que gana ni siquiera sabe que existe como grupo, porque su beneficio es una probabilidad repartida entre miles de personas que nunca se reunirán a discutirlo.

Maquiavelo añadió una segunda observación, todavía más incómoda, sobre por qué esa tibieza no se corrige con argumentos.

Esa tibieza nace en parte del temor a los adversarios, y en parte de la incredulidad de los hombres, que no creen verdaderamente en las cosas nuevas hasta que han tenido de ellas una firme experiencia.

Traducido a la gestión sanitaria: **nadie defiende con convicción una reforma preventiva cuyos beneficios todavía no ha visto con sus propios ojos.** Y los beneficios de la prevención son, por definición, invisibles: consisten en cosas que no ocurrieron.

Es la maldición del hermano mayor de Bian Que, formulada por un florentino desterrado dos mil años después y en el otro extremo del mundo.

Aquí, la parábola china del primer capítulo, la ley de hierro de Michels y la advertencia de Maquiavelo convergen en un mismo punto. **La medicina preventiva no fracasa por falta de evidencia. Fracasa porque su beneficiario todavía no sabe que lo es.**

El sesgo que todo lo establecido tiene a su favor

Existe una segunda pieza, más reciente y experimentalmente documentada, que completa el cuadro.

En 1988, los economistas William Samuelson y Richard Zeckhauser publicaron una serie de experimentos sobre toma de decisiones que revelaron una tendencia sistemática y medible: **el sesgo del statu quo.**

Ante un conjunto de alternativas, las personas prefieren de manera desproporcionada la opción que ya está en curso. No porque la hayan evaluado y encontrado superior, sino simplemente porque es la que ya está ahí.

El hallazgo se replicó en decisiones sobre planes de pensiones, coberturas de seguros y opciones energéticas. Y su magnitud aumentaba cuanto mayor era el número de alternativas y cuanto más incierta era la información disponible.

Es decir: exactamente las condiciones de cualquier decisión de política sanitaria.
La consecuencia para el reformador es la que ya intuía sin poder nombrarla.

La carga de la prueba no se distribuye de manera simétrica entre lo nuevo y lo establecido.

A la propuesta nueva se le exige demostrar que funcionará. Al gasto ya instalado no se le exige demostrar que sigue funcionando. Y esa asimetría no es mala fe de nadie: es un rasgo documentado de cómo decide el cerebro humano bajo incertidumbre.

Ese sesgo se expresa, en el lenguaje cotidiano de las instituciones, a través de un repertorio de frases que todo gestor reconoce.

El mercado asigna los recursos con más eficiencia que el Estado. La seguridad social debe privatizarse para ser viable. Cualquier sistema de salud pública terminará colapsando por burocracia. La calidad médica solo se sostiene mediante competencia privada.

Ninguna de esas afirmaciones es un hecho empírico universal. La evidencia comparada entre países desmiente cada una de ellas en numerosos contextos.

Pero todas han sido repetidas con tanta frecuencia, desde tantos ángulos aparentemente independientes entre sí, que han adquirido el estatus silencioso de verdad evidente que ya nadie se molesta en cuestionar antes de empezar cualquier debate sobre reforma.

La campaña de la AMA contra Truman es, retrospectivamente, un caso de manual.

No derrotó la propuesta con argumentos técnicos sobre su viabilidad actuarial —esos argumentos, examinados con rigor histórico, eran en su mayoría débiles—. La derrotó instalando una asociación emocional casi irracional entre salud pública universal y amenaza totalitaria. Una asociación que sobrevivió, con distintas variantes retóricas, hasta bien entrado el siglo veintiuno.

Toda reforma sanitaria seria que hoy intenta redistribuir presupuesto de la alta complejidad hacia la prevención enfrenta el mismo tipo de resistencia.

Casi nunca articulada como oposición frontal —eso sería políticamente costoso y fácilmente identificable como defensa de intereses particulares—, sino disfrazada del vocabulario técnico más neutral posible.

Preocupaciones sobre la viabilidad financiera. Riesgos para la calidad asistencial. Necesidad de un estudio adicional antes de proceder. Preocupación por la autonomía profesional.

Cada una de esas frases puede ser genuinamente válida en un contexto específico.

El problema, y aquí reside la sofisticación del mecanismo, es que el mismo repertorio se despliega sistemáticamente, con una regularidad que ya no puede atribuirse al azar, cada vez que una reforma amenaza intereses consolidados. Con independencia de la calidad técnica real de esa reforma.

La expresión **sostenibilidad fiscal** funciona con frecuencia como el vehículo predilecto de este mecanismo.

Nadie puede oponerse razonablemente a la sostenibilidad fiscal de un sistema de salud. Es una preocupación legítima que cualquier gestor responsable debe sostener.

Pero la misma expresión que en boca de un economista honesto describe una restricción real termina funcionando, en boca de quien defiende el gasto hospitalario reactivo, como un arma retórica.

Le exige a cada propuesta preventiva una carga de prueba desproporcionada, *demuestre primero que esto no comprometerá la sostenibilidad*, mientras el gasto ya instalado en la alta complejidad, mucho más costoso y mucho menos escrutado, nunca enfrenta la misma exigencia.

Es el sesgo del statu quo operando con vocabulario técnico: **presume, sin decirlo nunca en voz alta, que lo establecido ya se ganó el derecho a existir, y que es lo nuevo lo único que debe justificarse.**

El Anticuerpo Institucional

Démosle nombre, siguiendo la disciplina terminológica de esta colección, al mecanismo concreto mediante el cual la ley de hierro de Michels, la asimetría de Maquiavelo y el sesgo del statu quo operan juntos dentro de una institución sanitaria: el **Anticuerpo Institucional.**

El sistema inmunológico de un organismo vivo aprende, con el tiempo, a reconocer y atacar cualquier cuerpo extraño que amenace su homeostasis. Sin distinguir, en ese proceso automático de reconocimiento, entre un patógeno genuinamente peligroso y un trasplante que podría salvarle la vida.

Una institución que ha consolidado durante décadas un equilibrio determinado de intereses desarrolla mecanismos de defensa que reaccionan con la misma ceguera biológica contra cualquier propuesta de cambio. Sin distinguir tampoco entre la reforma destructiva y la que la institución necesita desesperadamente para sobrevivir a largo plazo.

El Anticuerpo Institucional no requiere, para activarse, ninguna decisión consciente ni centralizada de atacar al reformador.

Opera de manera distribuida, casi refleja, a través de mecanismos que cada actor individual puede justificar por separado como parte normal de su función.

El área jurídica que encuentra, siempre que hace falta, un reparo técnico legítimo para frenar la implementación de una nueva política.

El área de comunicaciones que filtra a la prensa una versión distorsionada de la propuesta, presentándola como más radical o más riesgosa de lo que realmente es.

El gremio profesional que convoca una asamblea urgente para analizar los riesgos de la reforma, en un tono que ya presupone la conclusión antes de iniciar el análisis.

La auditoría que, por pura coincidencia calendaria, siempre revisa con mayor detalle las decisiones del funcionario que impulsa el cambio y con menor detalle las de quienes se benefician del statu quo.

Ninguno de estos actores necesita coordinarse explícitamente con los demás.

El sistema entero, como el organismo inmunológico que ya no necesita que el cerebro ordene conscientemente cada anticuerpo, ha aprendido a reconocer la amenaza y a reaccionar de forma distribuida y aparentemente espontánea.

Cuatro semanas

Sigamos el recorrido hipotético pero absolutamente reconocible de una propuesta de reforma cualquiera.

Un director distrital presenta, con datos sólidos y respaldo de evidencia internacional, un plan para redirigir un porcentaje del presupuesto hospitalario hacia el primer nivel de atención.

Primera semana. Recibe una llamada informal de un colega que le sugiere, con buena intención, que revise mejor los números antes de presentarlos formalmente, porque podrían malinterpretarse.

Segunda semana. Un artículo de opinión firmado por un médico prestigioso —vinculado, aunque el artículo no lo menciona, a una clínica privada que perdería contratos si la reforma avanza— advierte sobre los riesgos de desatender la alta complejidad en nombre de experimentos de gestión no probados.

Tercera semana. El área jurídica encuentra un vacío normativo que obliga a suspender temporalmente la implementación mientras se aclara la base legal del nuevo modelo de asignación. Un vacío que, curiosamente, nadie había identificado en los tres años anteriores, cuando el presupuesto se asignó exactamente de la misma manera que la reforma pretende cambiar.

Cuarta semana. Llega la notificación de auditoría. Nadie mintió. Nadie conspiró explícitamente con nadie.

El Anticuerpo Institucional simplemente hizo su trabajo. Con la misma eficiencia ciega con la que el sistema inmunológico de cualquier organismo rechaza un órgano trasplantado que, paradójicamente, podría haberle salvado la vida.

Cómo distinguir la objeción legítima

Es necesario introducir aquí una advertencia que ninguna versión honesta de este diagnóstico puede omitir.

No toda objeción técnica a una reforma es una manifestación del Anticuerpo Institucional.

Existe una diferencia real, y a veces difícil de distinguir en el calor del conflicto, entre la resistencia legítima que señala un riesgo genuino no contemplado en el diseño original, y la resistencia disfrazada que usa el lenguaje técnico como cortina para proteger un interés particular.

Confundir sistemáticamente ambas, tratar cualquier objeción como si fuera necesariamente mala fe, es tan peligroso para la calidad de una reforma como ignorar por completo el mecanismo.

El criterio más confiable para distinguirlas, aunque nunca infalible, es observar la consistencia.

Quien objeta de buena fe suele estar dispuesto a proponer una alternativa concreta que resuelva el riesgo señalado sin descartar la reforma completa.

El Anticuerpo Institucional, con enorme frecuencia, no ofrece jamás una alternativa viable. Porque su función real no es mejorar la propuesta, sino impedir que cualquier propuesta de cambio prospere.

Existe además una variante particularmente eficaz que merece mención específica, porque es la más difícil de contrarrestar: **la cooptación del lenguaje del propio reformador.**

Cuando una propuesta gana suficiente tracción como para no poder ser ignorada ni bloqueada frontalmente, el sistema desarrolla —con una capacidad de adaptación que sorprende a quien la observa de cerca por primera vez— la habilidad de adoptar el vocabulario de la reforma.

Valor. Dignidad. Centrado en el paciente. Basado en evidencia.

Vaciándolo simultáneamente de cualquier consecuencia estructural real.

La institución empieza a hablar el idioma del cambio sin cambiar absolutamente nada de fondo. Y neutraliza así la presión reformista con el gesto más económico posible: la apropiación simbólica sin la transformación material.

Basta con observar cuántas instituciones sanitarias de la región han incorporado en años recientes la palabra *valor* a su misión, sus presentaciones corporativas y sus discursos de inauguración, sin haber modificado un solo mecanismo real de pago, un solo indicador de desempeño ni una sola línea de su presupuesto histórico.

El vocabulario cambia con velocidad notable. La arquitectura de incentivos que realmente determina el comportamiento del sistema permanece, en la inmensa mayoría de los casos, exactamente igual que antes.

Es la versión institucional de lo que en mercadotecnia se conoce como *greenwashing*. Aquí podríamos llamarlo, sin faltar a la precisión, **maquillaje de dignidad**: adoptar el ropaje verbal de la reforma centrada en la persona sin tocar un solo engranaje del Efecto Pieza Suelta ni del Síndrome del Bombero Institucional.

Por qué la evidencia nunca basta por sí sola

Quien haya trabajado alguna vez en la gestión pública de la salud reconocerá, con una mezcla de alivio y frustración, este diagnóstico.

La razón por la cual tantas reformas técnicamente impecables fracasan —respaldadas por evidencia sólida, modeladas con rigor, alineadas con las mejores prácticas internacionales— no es que la evidencia sea insuficiente.

Es que la batalla nunca se libró en el terreno de la evidencia.

Se libró en el terreno de la asimetría que Maquiavelo describió y del sesgo que Samuelson y Zeckhauser midieron. Donde lo que cuenta no es quién tiene el argumento técnicamente más sólido, sino quién dispone de una pérdida concreta que defender frente a un beneficio difuso que nadie reclama.

Esto no debería llevar a ningún gestor consciente a la resignación fatalista de que el sistema siempre gana.

Debería llevar a una conclusión estratégica distinta: **ninguna reforma sanitaria seria puede depender exclusivamente de la solidez de su evidencia técnica.**

Necesita, además, tres cosas que el resto de este capítulo va a nombrar con precisión. Un momento oportuno. Una historia. Y una coalición que sobreviva al ciclo presupuestario de quien la propuso.

Las ventanas que se abren y se cierran

En 1984, el politólogo estadounidense John Kingdon publicó un estudio sobre cómo llegan realmente los problemas a la agenda de un gobierno, basado en años de entrevistas con funcionarios federales estadounidenses de salud y transporte.

Su hallazgo desmontó la versión ordenada que cualquiera esperaría.

Las políticas públicas no avanzan porque alguien identifique un problema, diseñe una solución y la implemente. Avanzan cuando **tres corrientes independientes**, que fluyen por separado y con lógicas propias, coinciden por un momento.

La corriente del problema. Una condición se convierte en problema reconocido públicamente. No basta con que exista: hace falta que un indicador la haga visible, que un evento la dramatice, o que la retroalimentación de un programa existente evidencie su fracaso.

La corriente de las soluciones. En las comunidades técnicas circula permanentemente un caldo de propuestas, modelos y evidencia. Las ideas flotan ahí durante años, a veces décadas, siendo pulidas, discutidas y perfeccionadas, sin que nadie las adopte.

La corriente política. El estado de ánimo nacional, el resultado de una elección, un cambio de ministro, la presión de un grupo organizado.

Cuando las tres coinciden, se abre lo que Kingdon llamó una ventana de política: un intervalo breve durante el cual una propuesta que llevaba años esperando puede finalmente convertirse en decisión.

Y el hallazgo decisivo para cualquier reformador sanitario es este.

Las ventanas se abren poco y se cierran rápido. Casi nunca las abre el reformador. Lo único que puede controlar es estar listo cuando ocurra.

Kingdon acuñó también el término **emprendedor de política** para nombrar a quien invierte tiempo, reputación y energía en tener la solución preparada, documentada y defendible mucho antes de que se abra la ventana. Y en acoplarla al problema en el instante exacto en que el problema se vuelve visible. Aplicado a la salud pública, el marco explica bastante más que cualquier lamento sobre la resistencia al cambio.

Explica por qué la reforma de Truman fracasó: la corriente política de la Guerra Fría cerró la ventana antes de que las otras dos pudieran acoplarse.

Explica por qué tantas reformas de primer nivel de atención avanzan justo después de una crisis sanitaria: la crisis abre bruscamente la corriente del problema, y quien ya tenía la solución lista la coloca en la mesa antes de que la ventana se cierre.

Y explica, sobre todo, el error más común y más costoso del gestor técnico bienintencionado: **esperar a que la ventana se abra para recién empezar a diseñar la propuesta.**

Cuando eso ocurre, la ventana ya se cerró. Y lo que entra por ella es la propuesta de quien sí la tenía guardada en el cajón.

De ahí la disciplina que este capítulo recomienda a cualquier reformador sanitario, y que puede resumirse en una sola instrucción: **tenga la propuesta escrita, costeada y defendible antes de que exista la oportunidad de presentarla.** No después.

Cómo se cuenta una reforma

Kingdon dice *cuándo*. Falta el *cómo*.

El organizador comunitario y académico de Harvard Marshall Ganz —que aprendió su oficio en las trincheras reales del movimiento campesino liderado por César Chávez antes de sistematizar sus hallazgos en la universidad— desarrolló un marco de **narrativa pública** que cualquier reformador sanitario debería estudiar con el mismo rigor con el que estudia un protocolo clínico.

Ganz sostiene que ninguna estrategia de cambio institucional prospera solo con datos. Necesita una historia contada en tres tiempos entrelazados.

La historia del yo explica por qué esta reforma me importa a mí, personalmente, más allá de mi rol técnico. Qué experiencia concreta, qué pérdida, qué encuentro con el sufrimiento evitable me llevó a comprometerme con este cambio.

La historia del nosotros conecta esa experiencia individual con los valores compartidos de una comunidad más amplia, que reconoce en esa historia personal algo de su propia experiencia colectiva.

La historia del ahora convierte esa identidad compartida en un llamado urgente a la acción. Con una elección clara entre dos caminos posibles y una razón concreta por la que la decisión no puede seguir postergándose.

Este marco explica algo que la evidencia técnica sola no logra: por qué una tabla de cálculo rara vez desplaza a una creencia instalada.

Una tabla no cuenta una historia. Y aquello que hay que desplazar sí es, en el fondo, una historia —aunque nadie la reconozca como tal— sobre la amenaza que representa el cambio.

Disputar ese terreno exige, entonces, contar una historia mejor. No solo presentar un argumento más correcto.

Exige nombrar, con la misma capacidad narrativa que empleamos en los capítulos anteriores para hablar de Bian Que, de Ford o de Pico della Mirandola, el rostro humano concreto que sufre las consecuencias de la inercia institucional.

Y conectar ese rostro con la experiencia compartida de una comunidad que, una vez que reconoce la historia como propia, deja de ser audiencia pasiva de argumentos técnicos y se convierte en actor político dispuesto a sostener la reforma más allá del ciclo presupuestario de quien la propuso.

Y aquí Ganz y Maquiavelo se dan la mano de un modo que ninguno de los dos habría anticipado.

Maquiavelo advirtió que el reformador tiene por tibios defensores a quienes se beneficiarían del orden nuevo, porque no creen en lo que no han experimentado.

La narrativa pública es, precisamente, el instrumento para que esos tibios experimenten anticipadamente, a través de una historia concreta, el beneficio que todavía no han vivido.

Es la única forma conocida de convertir a un beneficiario difuso en un aliado activo. Y sin esa conversión, ninguna reforma sanitaria sobrevive a su segundo ciclo presupuestario.

"El sistema no te ataca porque seas malo", anotó alguna vez Rafael Caballero en el margen de un documento que después decidió no archivar. "Te ataca porque eres nuevo, y lo nuevo, para cualquier organismo que ha aprendido a sobrevivir defendiendo lo que ya tiene, se parece demasiado a una amenaza."

IDEAS CLAVE
PARA EL DIRECTIVO SIN TIEMPO

- La campaña de la Asociación Médica Americana contra el seguro nacional de Truman (1945-1950) sigue siendo el caso más citado sobre cómo un gremio derrota una reforma técnicamente sólida mediante comunicación, sin necesidad de argumentos técnicos superiores.

- **La ley de hierro de la oligarquía** de Michels explica por qué incluso las organizaciones fundadas con intenciones democráticas desarrollan una dirigencia cuyo interés prioritario es su propia permanencia. Y opera **aunque cada dirigente conserve sinceramente sus convicciones originales.**

- Reconocer esa ley no obliga a resignarse ante ella, como hizo el propio Michels al derivar hacia el fascismo. Obliga a diseñar mecanismos de rendición de cuentas que ninguna organización adquiere automáticamente.

IDEAS CLAVE
PARA EL DIRECTIVO SIN TIEMPO

- **Maquiavelo formuló en 1513 la asimetría decisiva:** quien introduce un orden nuevo tiene por enemigos a todos los que se beneficiaban del viejo, y por tibios defensores a quienes se beneficiarían del nuevo.

- Esa asimetría es exacta en salud: **quien pierde con la reforma sabe con precisión cuánto pierde; quien ganaría no sabe todavía que ganaría.** La pérdida es cierta, inmediata y personal; el beneficio es difuso, futuro y estadístico.

- Maquiavelo añadió por qué la tibieza no se corrige con argumentos: los hombres no creen en las cosas nuevas hasta haberlas experimentado. **La medicina preventiva no fracasa por falta de evidencia: fracasa porque su beneficiario todavía no sabe que lo es.**

IDEAS CLAVE
PARA EL DIRECTIVO SIN TIEMPO

- El **sesgo del statu quo**, documentado experimentalmente por Samuelson y Zeckhauser en 1988, explica la asimetría en la carga de la prueba: **a la propuesta nueva se le exige demostrar que funcionará; al gasto instalado no se le exige demostrar que sigue funcionando.**

- El **Anticuerpo Institucional** describe la reacción defensiva distribuida y aparentemente espontánea que una institución despliega contra cualquier cambio, sin distinguir entre la reforma destructiva y la que necesita para sobrevivir.

- No toda objeción es Anticuerpo. **El criterio para distinguirlas: quien objeta de buena fe propone una alternativa concreta; el Anticuerpo casi nunca ofrece ninguna, porque su función no es mejorar la propuesta sino impedirla.**

IDEAS CLAVE
PARA EL DIRECTIVO SIN TIEMPO

- **El maquillaje de dignidad** es la variante más difícil de contrarrestar: adoptar el vocabulario de la reforma —valor, dignidad, centrado en el paciente— vaciándolo de toda consecuencia estructural.
- Kingdon demostró que las políticas avanzan cuando coinciden tres corrientes independientes —problema, solución y política— abriendo una **ventana de política** breve. Casi nunca la abre el reformador: lo único que puede controlar es estar listo.
- De ahí el error más costoso del gestor bienintencionado: **esperar a que la ventana se abra para empezar a diseñar la propuesta**. Cuando eso ocurre, entra por ella la propuesta de quien ya la tenía en el cajón.
- Ganz aporta el instrumento narrativo en tres tiempos —historia del yo, del nosotros y del ahora— que permite a los beneficiarios tibios de Maquiavelo **experimentar anticipadamente, mediante una historia concreta, el beneficio que todavía no han vivido.** Es la única forma conocida de convertir a un beneficiario difuso en aliado activo.

PREGUNTAS ESTRATÉGICAS PARA EL GESTOR DISPUESTO A AUDITARSE A SÍ MISMO

1. Frente a la última reforma que intentaste impulsar, ¿quiénes sabían exactamente cuánto perderían y quiénes ni siquiera sabían que ganarían algo?

2. ¿Tienes hoy, escrita y costeada, la propuesta que presentarías si mañana se abriera una ventana? Si no, ya sabes qué hacer antes de que se abra.

3. ¿Cuántas veces has escuchado en tu institución una objeción técnica que jamás vino acompañada de una alternativa concreta?

PREGUNTAS ESTRATÉGICAS PARA EL GESTOR DISPUESTO A AUDITARSE A SÍ MISMO

4. ¿Qué palabras del vocabulario reformista ha adoptado tu institución en los últimos tres años, y qué mecanismo real de pago, indicador o partida presupuestaria cambió en el mismo período?

5. ¿Cuál es tu historia del yo? Si no puedes explicar en dos minutos, sin cifras, por qué esta reforma te importa personalmente, todavía no estás listo para pedirle a nadie que la defienda contigo.

6. ¿Quién, fuera de tu equipo técnico, sostendría públicamente tu reforma si tú dejaras el cargo mañana?

HERRAMIENTAS Y ACCIONES PARA EL LUNES

- Escribe hoy, aunque no exista ninguna oportunidad a la vista, la propuesta completa que presentarías si la ventana se abriera. Diagnóstico, solución, costeo y primeros noventa días. Guárdala. Es lo único que separa a un emprendedor de política de un observador.

- Mapea, para tu próxima reforma, quiénes pierden con precisión y quiénes ganan de forma difusa. La segunda lista es tu coalición pendiente de construir.

- Redacta tu historia del yo en un párrafo. Sin cifras, sin siglas, sin marco teórico. Pruébala con alguien ajeno al sector y observa si algo se le mueve en la cara.

HERRAMIENTAS Y ACCIONES PARA EL LUNES

- Ante la próxima objeción a una propuesta tuya, pregunta directamente qué alternativa concreta propone quien objeta. La respuesta, o su ausencia, te dirá con qué estás tratando.

- Audita el lenguaje reformista de tu institución: enumera las palabras nuevas y, al lado, los mecanismos que efectivamente cambiaron. Si la segunda columna está vacía, tienes documentado el maquillaje de dignidad.

CAPÍTULO V

EL ESPEJISMO DE LA EFICIENCIA HOSPITALARIA

Cuando Todas las Camas Están Llenas y, Sin Embargo, Todo Ha Fallado

No aplaudas el hospital repleto. Aplaude el día en que la sala de espera amanezca vacía porque nadie tuvo que enfermar. La verdadera victoria no hace ruido, no llena pasillos, no ocupa camas, no reclama estatuas ni discursos. Es solo un niño que juega, sin saber que alguien, en silencio, evitó que dejara de hacerlo.

La escena que todos celebraríamos

Imaginemos, por un instante, la escena que cualquier gerente hospitalario del mundo celebraría como la culminación de su gestión.

Un hospital con el cien por ciento de sus camas ocupadas. El quirófano funcionando sin pausa las veinticuatro horas. La sala de urgencias desbordada de pacientes que esperan turno. Y el director financiero presentando, en la reunión trimestral, un incremento sostenido en la facturación y en los indicadores de producción.

En casi cualquier tablero de mando del planeta, esa escena se registraría como éxito.

Se felicitaría al equipo. Se citaría como ejemplo en el informe anual.

Y sin embargo, quien haya seguido con atención los cuatro capítulos anteriores reconocerá en esa misma escena no la fotografía de un sistema que funciona, sino el retrato exacto de un sistema que fracasó en la única tarea que en verdad importaba: **mantener sana a la población antes de que necesitara ocupar esa cama.**

No es un vicio reciente.

Cuando la Organización Mundial de la Salud comenzó, a mediados del siglo pasado, a sistematizar indicadores comparables entre países, uno de los primeros y más influyentes fue precisamente el número de camas hospitalarias por cada mil habitantes.

La lógica parecía impecable en su momento. Más camas significaban más capacidad de respuesta. Y más capacidad de respuesta significaba, se asumía sin mayor cuestionamiento, mejor salud para la población.

Ese indicador, adoptado con entusiasmo por ministerios de planificación de todo el mundo durante décadas, orientó generaciones enteras de inversión pública hacia la construcción de infraestructura hospitalaria.

Sin que nadie verificara, con el mismo rigor estadístico, si más camas ocupadas correlacionaban realmente con una población más sana.

O si, como terminaría demostrando la evidencia acumulada medio siglo después, correlacionaban con una población que simplemente enfermaba más porque nadie invertía, con la misma pasión constructora, en evitar que enfermara.

Heredamos, sin saberlo casi ninguno de nosotros, la métrica equivocada de una generación de planificadores bienintencionados que confundieron, exactamente como advertiría Ackoff, la eficiencia de construir con la efectividad de curar.

La deuda pendiente con Roemer

El primer capítulo de este cuaderno dejó una cuenta abierta que conviene saldar aquí.

Milton Roemer demostró en 1959 que la oferta de camas hospitalarias no responde a la demanda: **la genera.** Una cama construida es una cama ocupada.

Colóquese esa ley al lado del indicador que la Organización Mundial de la Salud popularizó, y la consecuencia se vuelve difícil de esquivar.

Si construir camas produce ocupación, y la ocupación se celebra como éxito, entonces **el sistema diseñó un indicador que se satisface a sí mismo.**

Construyo. Se llena. Reporto ocupación alta. Justifico construir más. Se vuelve a llenar.

En ningún punto de ese ciclo aparece la pregunta que importaría: si la población está más sana que antes de la primera construcción.

Roemer no argumentaba contra los hospitales. Argumentaba contra un indicador que, medido con toda honestidad estadística, no informa sobre la salud de nadie. Informa sobre la capacidad instalada de un edificio.

Es la trampa perfecta. Un indicador imposible de empeorar mientras se siga invirtiendo en lo mismo que lo produce.

Hacer cada vez mejor lo incorrecto

El teórico de sistemas y consultor Russell Ackoff, cuya voz ya ha acompañado de manera discreta buena parte del pensamiento sistémico de esta colección, dedicó su obra a desmontar la confusión que consideraba la más costosa y menos reconocida de toda la administración moderna.

La confusión entre eficiencia y efectividad.

La eficiencia tiene que ver con hacer bien las cosas: ejecutar un procedimiento con el menor desperdicio posible de tiempo, recursos y esfuerzo.

La efectividad tiene que ver con hacer las cosas correctas: elegir, antes de ejecutar nada, la acción que realmente conduce al propósito que se busca.

Un sistema puede ser extraordinariamente eficiente —rápido, bien organizado, tecnológicamente sofisticado— en la ejecución de algo que, desde el principio, era la acción equivocada.

Y cuando eso ocurre, advertía Ackoff con una de sus frases más citadas y menos comprendidas en su verdadera profundidad: **cuanto más eficientemente se hace lo incorrecto, más incorrecto se vuelve el resultado.**

Un hospital que procesa con eficiencia admirable a miles de pacientes que jamás debieron enfermar de manera tan grave —si el sistema hubiera cumplido, meses o años antes, su función preventiva— no es un sistema exitoso ejecutando su misión.

Es un sistema extraordinariamente competente ejecutando la misión equivocada.

La velocidad con que se atiende a un paciente diabético que llega en cetoacidosis a urgencias, por admirable que sea desde el punto de vista técnico del equipo que la resuelve, no compensa jamás el fracaso previo de no haber controlado su glucemia meses atrás. En un centro de salud que quizás ni siquiera tenía las tiras reactivas necesarias para medirla.

Ackoff habría dicho, sin rodeos, que ese hospital está haciendo lo incorrecto cada vez mejor.

Y que la sociedad entera aplaude, sin saberlo, esa perfección técnica al servicio de un propósito invertido.

La pregunta que nadie en la fábrica había hecho

Ackoff asesoró durante décadas a corporaciones tan distintas entre sí como Bell Telephone y Anheuser-Busch, y a numerosos gobiernos que buscaban su consejo sobre planificación.

Solía contar una anécdota que resume toda la profundidad de su crítica.

Un fabricante le pidió ayuda para hacer más eficiente su departamento de control de calidad, que revisaba con lentitud creciente cada producto antes de que saliera de fábrica.

Ackoff estudió el proceso. Y después hizo una pregunta que nadie en la empresa se había atrevido a formular.

¿Por qué el departamento de control de calidad revisa tantos productos defectuosos, en lugar de preguntarse por qué la línea de producción sigue fabricando productos defectuosos en primer lugar?

Acelerar la revisión de defectos no resolvía el problema real. Solo permitía descubrir más rápido, y con menos dolor administrativo, que el sistema seguía fabricando fallas.

Sustituyamos ahora, en esa misma pregunta, *productos defectuosos por pacientes con complicaciones evitables, y departamento de control de calidad por sala de urgencias.*

Tendremos, con una precisión que ningún ajuste retórico necesita, el diagnóstico exacto de buena parte de la medicina hospitalaria contemporánea.

Hemos vuelto extraordinariamente eficiente la revisión de la falla, sin habernos atrevido a preguntar, con la misma insistencia, por qué el sistema sigue produciéndola.

La Fiebre de la Ocupación

Démosle nombre, por última vez en este segundo volumen, a la patología institucional que sostiene esa confusión. Cerrar un diagnóstico sin nombrarlo sería traicionar la disciplina que nos impusimos desde el primer capítulo.

Llamémosla la **Fiebre de la Ocupación**: la obsesión institucional por maximizar el porcentaje de camas ocupadas, tratándolo como el indicador supremo de éxito.

Cuando en realidad, igual que la fiebre en el cuerpo humano, es apenas un síntoma que revela que algo, en algún lugar del sistema, ya se ha inflamado de manera anormal.

Ningún médico celebra la fiebre de un paciente como si fuera un logro. La fiebre informa que hay una infección activa que exige atención urgente.

Y sin embargo, generación tras generación de gestores sanitarios ha aprendido a celebrar la fiebre de la ocupación hospitalaria como si fuera el signo vital de un sistema saludable.

En lugar de reconocerla como lo que realmente es: **la temperatura elevada de un cuerpo institucional que ya está, en algún punto anterior de su cadena de causalidad, gravemente enfermo.**

La Fiebre de la Ocupación es, en cierto modo, la síntesis final de todas las patologías descritas en este cuaderno.

Es el resultado natural del **Síndrome del Bombero Institucional**, que premia financieramente la extinción del incendio y castiga la prevención.

Es la consecuencia visible del **Efecto Pieza Suelta**, que fragmenta la responsabilidad hasta que nadie ve el año completo de un paciente que termina ocupando una cama que un sistema mejor diseñado nunca habría necesitado ofrecerle.

Es el resultado del **Síndrome del Expediente**, que convierte a la persona hospitalizada en una unidad de producción más que hay que contar en el informe mensual.

Y es defendida con vigor por el **Anticuerpo Institucional** cada vez que alguien propone medir el éxito de otra manera. Porque un sistema entero de carreras, contratos, prestigios y presupuestos se construyó, durante décadas, sobre el supuesto no cuestionado de que más ocupación equivale a más éxito.

Tiene además un mecanismo de retroalimentación que rara vez se documenta con la claridad que merece.

Cuanto más se celebra la ocupación como éxito, más recursos, prestigio y atención política recibe el eslabón hospitalario.

Y cuanto más recursos recibe ese eslabón, más capacidad tiene de generar la demanda que después llenará, con toda naturalidad, sus propias camas.

A través del sobrediagnóstico. De intervenciones de dudoso valor clínico marginal. De una cultura profesional que asocia el prestigio médico con la complejidad tecnológica del procedimiento realizado, y no con la salud efectivamente producida en la población.

La fiebre, en este sentido, no solo mide la enfermedad: la alimenta.

Es la Ley de Roemer operando con vestimenta de indicador de gestión. Un círculo que se retroalimenta a sí mismo con una elegancia perversa, y que ningún indicador aislado de eficiencia hospitalaria ha logrado romper por sí solo.

El desorden que ningún problema aislado resuelve

Ackoff insistía en una distinción adicional que merece rescatarse con la misma claridad: la diferencia entre un **problema** y lo que él llamaba, con una palabra poco técnica, un **desorden.**

Un problema es una dificultad aislada que se puede extraer del sistema, analizar por separado y resolver con una solución puntual. Una lista de espera larga. Un quirófano subutilizado. Un protocolo desactualizado.

Un desorden, en cambio, es un sistema completo de problemas interconectados, donde resolver uno aislado sin considerar su relación con los demás puede empeorar el conjunto en lugar de mejorarlo.

La saturación hospitalaria no es un problema aislado que se resuelva construyendo más camas, como tantas administraciones han intentado durante décadas con resultados decepcionantes.

Es un desorden que involucra simultáneamente el diseño de incentivos financieros, la fragmentación de la atención, la ausencia de prevención territorial y la resistencia institucional a cualquier reforma que amenace el statu quo.

Construir más camas para un desorden de esa naturaleza no es una solución.

En el mejor de los casos es un analgésico temporal que oculta el desorden bajo una capa adicional de infraestructura. En el peor, un incentivo perverso que garantiza que el desorden seguirá creciendo, porque ahora hay más capacidad instalada para absorberlo sin que nadie se vea obligado a resolverlo de raíz.

La pregunta de una sola noche

Frente a esa trampa, Ackoff propuso una metodología que sigue siendo, décadas después, sorprendentemente subutilizada en la gestión sanitaria pública: el **diseño idealizado.**

En lugar de partir de las restricciones heredadas —el presupuesto histórico, la infraestructura ya construida, el organigrama consolidado— y tratar de mejorarlas de manera incremental, Ackoff proponía reunir a los responsables de un sistema y hacerles una pregunta deliberadamente radical.

Si el sistema completo desapareciera esta noche y ustedes tuvieran que diseñarlo desde cero mañana, con el conocimiento técnico que hoy poseen pero sin ninguna de las restricciones heredadas del pasado, ¿cómo lo construirían?

La pregunta no busca una respuesta utópica e inaplicable.

Busca un punto de referencia claro contra el cual medir cuánto se aleja el sistema actual, con toda su inercia acumulada, del sistema que sus propios responsables construirían si tuvieran, por una sola noche, la libertad de empezar de nuevo.

Casi ningún gestor sanitario diseñaría desde cero un sistema que premia la ocupación de camas por encima de la salud de la población.

Y sin embargo, ese es exactamente el sistema que la inmensa mayoría heredó, sostuvo y, con demasiada frecuencia, terminó defendiendo como si fuera el único posible.

El ejercicio tiene además una virtud política que Ackoff apreciaba tanto como su virtud técnica.

Al preguntar *cómo lo construirían ustedes mismos si pudieran empezar de nuevo,* desactiva casi de inmediato buena parte del Anticuerpo Institucional que describimos en el capítulo anterior.

Es mucho más difícil defender el statu quo como sagrado e inamovible cuando la propia pregunta invita a sus defensores a imaginar, en voz alta y frente a sus colegas, un sistema mejor que ellos mismos diseñarían con gusto si nadie los detuviera.

El diseño idealizado no le pide a nadie que admita haber estado equivocado durante años. Le pide, simplemente, que sea honesto sobre lo que construiría hoy sin las cadenas del ayer.

Y deja que la distancia entre esa honestidad y la realidad actual hable por sí misma, con más fuerza persuasiva que cualquier auditoría presentada desde afuera.

El mapa completo

Antes de nombrar la respuesta final, conviene recorrer una vez más el camino que nos trajo hasta aquí. El lector que ha llegado a esta página merece ver el mapa desplegado de una sola vez, y no solo sus fragmentos dispersos en capítulos separados.

Empezamos con Bian Que y su hermano mayor, y descubrimos que el diseño financiero de nuestros sistemas premia exactamente al revés de lo que aquella corte antigua sabía premiar. Y aprendimos con Roemer que la cama construida se llena sola, de modo que ampliar la capacidad nunca resolverá la escasez que promete resolver.

Seguimos con Ford y con Smith, y descubrimos que la fragmentación de la tarea, multiplicada por la fragmentación del presupuesto, produce un Efecto Pieza Suelta donde nadie es individualmente responsable del desastre colectivo. Darley y Latané nos mostraron que ese fenómeno no es una intuición filosófica sino un hallazgo de laboratorio, y que se corrige asignando nombres.

Nos detuvimos en Pico della Mirandola y en Gabriel Marcel, y aprendimos que ninguna reforma técnica tiene sentido si termina reduciendo al ser humano, otra vez, a un expediente sin rostro.

Enfrentamos al Anticuerpo Institucional, y con Maquiavelo entendimos la asimetría que lo alimenta: quien pierde sabe cuánto pierde, quien ganaría no sabe todavía que ganaría. Kingdon nos enseñó que la ventana se abre poco y se cierra rápido, y que lo único que un reformador controla es estar listo.

Cada uno de esos diagnósticos, tomado por separado, podría sentirse como una batalla distinta librada en un frente distinto.

No lo es.

Es, todo el tiempo, la misma batalla vista desde ángulos diferentes. **La batalla entre un sistema que aprendió a rentabilizar el daño ya hecho y un sistema que todavía no ha aprendido a rentabilizar, con la misma seriedad presupuestaria y la misma dignidad narrativa, el daño que nunca llegó a ocurrir.**

La Medicina del Hermano Mayor

Hemos llegado al momento de nombrar, con la misma disciplina con que nombramos cada patología, la respuesta unificada que esta colección ha venido construyendo capítulo tras capítulo sin declararla del todo hasta ahora.

La llamaremos la **Medicina del Hermano Mayor,** en homenaje directo a la parábola con la que abrimos este cuaderno. Aquel médico invisible de la corte de Wei que curaba antes de que la enfermedad tuviera nombre, y cuya fama, precisamente por eso, nunca salió de su propia casa.

No es una técnica ni un protocolo aislado.

Es una arquitectura de gobierno que reúne en un solo propósito coherente todo lo que este cuaderno ha diagnosticado. Y descansa sobre cinco principios, cada uno formulado como respuesta directa a una de las cinco patologías nombradas.

Primer principio: financiar lo que no ocurre

Contra el Síndrome del Bombero Institucional.

Ningún presupuesto de salud debería aprobarse sin que exista, junto a la partida de reparación, una partida de prevención cuya ejecución se evalúe con la misma severidad y cuyo recorte exija la misma justificación por escrito.

Regla operativa: toda propuesta de recorte a una partida preventiva debe acompañarse de una estimación del daño esperado, firmada por quien la propone. Si la ausencia de epidemias durante veinte años se usa como argumento para recortar vacunación, esa firma obliga a decirlo por escrito.

Segundo principio: cada resultado tiene un nombre

Contra el Efecto Pieza Suelta.

Darley y Latané demostraron que la parálisis colectiva se rompe cuando alguien asigna la responsabilidad de forma nominal y explícita.

Regla operativa: los tres resultados que más importan en cada servicio tienen asignada una persona con nombre y apellido. No un área. No un comité. Una persona que sepa que ese resultado le pertenece.

Tercer principio: la dignidad se mide

Contra el Síndrome del Expediente.

Aquello que una institución no mide termina, tarde o temprano, dejando de importarle en la práctica.

Regla operativa: los cuatro indicadores del Cuidado Consciente —nombre pronunciado, tiempo de presencia no clínica, trazabilidad narrativa y carga real por profesional— se reportan al mismo comité y con la misma periodicidad que los indicadores financieros.

Cuarto principio: la propuesta va antes que la oportunidad

Contra el Anticuerpo Institucional.

Kingdon demostró que las ventanas de política se abren poco y se cierran rápido, y que casi nunca las abre el reformador.

Regla operativa: la propuesta de reforma está escrita, costeada y defendible antes de que exista la oportunidad de presentarla. Y viene acompañada de una historia, en el sentido de Ganz, capaz de convertir a un beneficiario difuso en un aliado activo.

Quinto principio: cambiar el indicador supremo

Contra la Fiebre de la Ocupación.

Mientras el indicador que corona el tablero de mando sea la ocupación, ningún discurso sobre prevención modificará una sola conducta. La Ley de Roemer garantiza que ese indicador siempre podrá satisfacerse construyendo más.

Regla operativa: el tablero de la alta dirección incorpora, con la misma jerarquía visual que la ocupación, al menos un indicador de daño evitado. Hospitalizaciones prevenibles que no ocurrieron. Complicaciones interceptadas. Reingresos que no se produjeron.

Un sistema que no mide lo que evitó no puede, por construcción, premiarlo.

Los cinco principios comparten una característica que conviene subrayar antes de seguir: **ninguno exige una reforma legislativa previa.**

Todos pueden empezar a implementarse en una sola institución, con el presupuesto que ya tiene asignado, por decisión de una sola dirección.

Lo que exigen es otra cosa, y es lo que el resto de este capítulo aborda.

El coraje de trabajar sin aplausos

Practicar la Medicina del Hermano Mayor exige una forma particular de coraje que ninguna currícula médica enseña con la seriedad que merece.

El coraje de trabajar sin aplausos. De invertir años de esfuerzo silencioso en algo que, si sale bien, nadie llegará jamás a notar. Porque el éxito de la prevención es, por definición, invisible.

El cardiólogo que resuelve con destreza un infarto agudo en la sala de hemodinamia recibirá esa misma noche el reconocimiento inmediato de un paciente que sobrevivió gracias a sus manos.

La enfermera comunitaria que tres años antes controló la hipertensión de ese mismo paciente, y quizás evitó por completo el infarto, no recibirá jamás esa gratitud explícita.

Porque nadie, ni siquiera el paciente, puede saber con certeza qué desastre, exactamente, se evitó.

Esa asimetría de reconocimiento no es un detalle menor.

Es una de las razones estructurales más profundas por las que la Fiebre de la Ocupación sigue gozando de tan buena salud institucional. Y es, además, la misma asimetría que Maquiavelo describió en el capítulo anterior: quien se beneficia de la prevención no sabe todavía que se benefició.

Hemos construido, sin proponérnoslo, un sistema entero de incentivos morales y profesionales que recompensa espléndidamente al hermano menor de Bian Que, el que interviene cuando la enfermedad ya es visible y dramática, y que apenas nota la existencia del hermano mayor.

Cuyo trabajo, precisamente por ser exitoso, nunca llega a manifestarse como una historia que alguien pueda contar en una entrega de premios.

Cambiar esto no es solo una cuestión de presupuesto, aunque el presupuesto importe y mucho.

Es, sobre todo, una cuestión de qué historias decidimos contar, celebrar y transmitir a las nuevas generaciones de profesionales que hoy se están formando.

Un sistema que solo cuenta historias de rescates dramáticos está entrenando, sin saberlo, a sus futuros profesionales para desear en el fondo de su vocación el drama antes que la prevención silenciosa.

Un sistema que aprende a contar también las historias del hermano mayor —a nombrarlas, a premiarlas, a enseñarlas en las facultades con el mismo respeto narrativo que se le da al cirujano heroico— empieza, aunque sea lentamente, a producir profesionales capaces de encontrar sentido y orgullo genuino en el trabajo invisible de cuidar antes de que haga falta rescatar.

La manija de Broad Street

Existen historias así, aunque casi nunca se cuenten con el brillo narrativo que merecen.

En 1854, en pleno brote de cólera en el barrio londinense del Soho, un médico llamado John Snow desconfió de la teoría dominante de su época, que atribuía la enfermedad a miasmas venenosos flotando en el aire.

Se dedicó entonces a una tarea silenciosa y meticulosa: marcar, uno por uno, en un mapa del barrio, cada caso registrado de la epidemia.

El patrón que emergió de ese mapa señalaba, con una claridad que ningún miasma podía explicar, una única bomba de agua pública en Broad Street como epicentro geográfico del brote.

Snow convenció a las autoridades locales de retirar la manija de esa bomba. Sin disponer todavía de la certeza microbiológica que la ciencia le daría décadas después.

La epidemia remitió casi de inmediato.

Nadie erigió, en aquel momento, una estatua a John Snow. Ningún periódico londinense lo celebró como héroe la semana siguiente.

Su nombre solo se volvió célebre en los libros de historia de la epidemiología, generaciones después, cuando la ciencia sanitaria por fin entendió la magnitud silenciosa de lo que había hecho.

Retirar una manija, con la humildad de quien no busca gloria sino resultados. Y salvar así, sin que casi nadie lo supiera en su momento, a un barrio entero.

John Snow no llenó ninguna cama aquella semana de 1854. Vació, en cambio, todas las que hubieran hecho falta si la epidemia hubiera seguido su curso natural.

Ese es, en su forma más pura y más verificable históricamente, el gesto exacto de la Medicina del Hermano Mayor.

Actuar sobre la causa invisible y no sobre el síntoma espectacular. Y aceptar de antemano que el mundo, ocupado como está en aplaudir lo ruidoso, probablemente tardará generaciones en darse cuenta de lo que se evitó.

Rafael Caballero terminaría de comprender esto —con todo el peso que comprender algo así implica cuando ya es demasiado tarde para actuar con comodidad— en el tablero de ajedrez político que lo esperaba más allá de las páginas de este cuaderno.

Y María Guerra, del otro lado del mismo sistema, lo sabría siempre, con una certeza más antigua que cualquier teoría de gestión.

Que curar a tiempo nunca ha dado gloria. Pero ha dado, desde Bian Que hasta el último turno de noche de cualquier enfermera comunitaria de hoy, algo mucho más difícil de falsificar que la gloria: sentido.

Hay manos que se recuerdan por lo que cortaron y manos que se olvidan por lo que impidieron cortar. Ambas son manos sabias. Ambas son necesarias. Pero solo una de ellas sabe amar sin pedir que nadie se entere.

Una última cosa, sin armadura

Y ahora, lector, permítenos hablar por un momento sin la armadura técnica que hemos sostenido durante cinco capítulos.

Hay una verdad final que ningún indicador, ninguna teoría de sistemas y ninguna cita filosófica puede sustituir del todo.

Tú también tienes un cuerpo.

Tú también, algún día, serás la cama tres del pabellón B. El expediente número tal. La cifra que alguien archive con prisa entre dos reuniones.

Y en ese día, que nadie puede prometerte que no llegará mañana, lo único que de verdad importará no será cuántos indicadores cumplió el sistema que te atienda.

Será si alguien, en algún punto de esa cadena, todavía recordaba que detrás de cada expediente hay un rostro. Que ese rostro tiene un nombre. Y que ese nombre mereció, desde el primer día, ser pronunciado con la misma reverencia con que Pico della Mirandola imaginó a Dios pronunciando el nombre del ser humano recién creado.

Como un misterio, no como un problema. Como un hermano, no como una pieza. Como alguien a quien vale la pena cuidar antes de que la fiebre suba, y no solo después.

Piensa, por un instante, en la persona que más amas en este mundo.

Piensa en sus manos. En la forma particular en que se ríe. En el peso exacto de su cuerpo cuando se apoya en el tuyo después de un día difícil.

Ahora piensa que ese cuerpo, tarde o temprano, también atravesará una puerta de admisión hospitalaria. Y quedará a merced de un sistema que puede tratarlo como un misterio irrepetible o como una pieza más de un proceso fragmentado.

Toda la arquitectura técnica que hemos desplegado en este cuaderno —los presupuestos, los indicadores, las teorías de sistemas, los nombres eruditos de filósofos muertos hace siglos— no tiene otro propósito final que este.

Tan simple que casi da vergüenza decirlo después de tanta historia y tanto análisis: **que cuando ese día llegue, para ti o para quien más amas, alguien recuerde mirarte a los ojos antes de mirar la pantalla.**

Toda la ingeniería de sistemas del mundo, en el fondo, solo sirve para proteger ese instante irreducible. Una mirada humana sostenida sobre otra, sin prisa, aunque sea por un segundo, en medio del caos administrativo que amenaza siempre con tragárselo todo.

No hay imperio, por vasto que sea su presupuesto ni por eficiente que luzca en sus informes trimestrales, que merezca sostenerse sobre cuerpos rotos.

Y no hay sistema, por antiguo o por poderoso, que pueda resistir para siempre a quienes —con la paciencia del hermano mayor de Bian Que y la ternura de quien todavía cree que cuidar a tiempo es la forma más alta de amor— deciden, un lunes cualquiera, empezar a construir otra cosa.

Que este cuaderno, si algo ha logrado, sea eso. Una chispa pequeña, casi invisible, encendida no en el incendio que ya arde, sino mucho antes, en el silencio fértil donde todavía se puede prevenir.
Porque al final, lo que cura de verdad nunca fue la urgencia.

Fue, siempre, la mirada que llegó a tiempo.

IDEAS CLAVE
PARA EL DIRECTIVO SIN TIEMPO

- El indicador de camas por mil habitantes, adoptado a mediados del siglo pasado, orientó generaciones de inversión pública sin que nadie verificara si más camas ocupadas correlacionaban con una población más sana. **Heredamos la métrica equivocada de una generación de planificadores bienintencionados.**

- Puesta junto a la Ley de Roemer, esa métrica revela una trampa perfecta: **el sistema diseñó un indicador que se satisface a sí mismo.** Construyo, se llena, reporto ocupación alta, justifico construir más. En ningún punto aparece la pregunta sobre la salud de la población.

- Ackoff distinguió eficiencia, hacer bien las cosas, de efectividad, hacer las cosas correctas. **Cuanto más eficientemente se hace lo incorrecto, más incorrecto se vuelve el resultado.**

IDEAS CLAVE
PARA EL DIRECTIVO SIN TIEMPO

- Su pregunta al fabricante —por qué acelerar la revisión de defectos en lugar de preguntar por qué la línea sigue produciéndolos— traducida al hospital es el diagnóstico exacto: hemos vuelto eficiente la revisión de la falla sin atrevernos a preguntar por qué el sistema la produce.

- La **Fiebre de la Ocupación** trata como logro supremo un indicador que es apenas un síntoma. Ningún médico celebra la fiebre de un paciente; el gestor sanitario celebra la suya.

- Su mecanismo de retroalimentación es lo más grave: **la fiebre no solo mide la enfermedad, la alimenta.** Cuanto más se celebra la ocupación, más recursos recibe el eslabón que genera la demanda que después llenará sus propias camas.

IDEAS CLAVE
PARA EL DIRECTIVO SIN TIEMPO

- La distinción de Ackoff entre problema y **desorden** explica por qué construir más camas nunca resuelve la saturación: el desorden real es un sistema interconectado que ninguna solución aislada desmonta.

- El **diseño idealizado** desactiva al Anticuerpo Institucional sin pedirle a nadie que admita haber estado equivocado: solo le pide que sea honesto sobre lo que construiría hoy sin las cadenas del ayer.

- **La Medicina del Hermano Mayor descansa en cinco principios:** financiar lo que no ocurre; asignar un nombre a cada resultado; medir la dignidad; tener la propuesta lista antes de la ventana; y cambiar el indicador supremo del tablero.

IDEAS CLAVE
PARA EL DIRECTIVO SIN TIEMPO

- Ninguno de los cinco exige reforma legislativa previa. **Todos pueden empezar en una sola institución, con el presupuesto que ya tiene, por decisión de una sola dirección.**

- La asimetría de reconocimiento entre quien rescata y quien previene es la misma que Maquiavelo describió: el beneficiario de la prevención no sabe todavía que se benefició. Por eso el cambio no es solo presupuestario: **es una cuestión de qué historias decidimos contar y premiar.**

- John Snow no llenó ninguna cama en 1854. Vació todas las que hubieran hecho falta. Nadie lo celebró esa semana. **Ese es el gesto exacto de la Medicina del Hermano Mayor: actuar sobre la causa invisible y aceptar que el mundo tardará generaciones en notarlo.**

PREGUNTAS ESTRATÉGICAS PARA EL GESTOR DISPUESTO A AUDITARSE A SÍ MISMO

1. ¿Cuál es hoy el indicador que corona el tablero de mando de tu institución, y qué conducta está premiando realmente ese indicador?

2. Si tu sistema desapareciera esta noche y tuvieras que diseñarlo desde cero mañana, ¿construirías el que hoy administras? ¿Qué tres cosas cambiarías primero?

3. ¿Qué mide tu institución sobre el daño que evitó? Si la respuesta es nada, tu tablero no puede premiar la prevención aunque tu discurso la proclame.

PREGUNTAS ESTRATÉGICAS PARA EL GESTOR DISPUESTO A AUDITARSE A SÍ MISMO

4. De los cinco principios de la Medicina del Hermano Mayor, ¿cuál podrías instalar esta semana sin pedirle autorización a nadie fuera de tu institución?

5. ¿Qué historias celebra tu institución en sus actos, sus boletines y sus premios? ¿Cuántas de ellas son historias de rescate y cuántas de prevención?

6. ¿A quién de tu equipo le agradeciste por última vez algo que no ocurrió?

HERRAMIENTAS Y ACCIONES PARA EL LUNES

- Convoca a tu equipo directivo al ejercicio de diseño idealizado. Una sola sesión, una sola pregunta: si empezáramos de cero mañana, ¿cómo lo construiríamos? Documenta la distancia entre esa respuesta y la realidad actual.
- Añade a tu tablero de mando, con la misma jerarquía visual que la ocupación, un indicador de daño evitado. Aunque sea imperfecto. Aunque solo mida una patología.
- Elige uno de los cinco principios de la Medicina del Hermano Mayor e instálalo este mes. Uno. Los cinco a la vez garantizan el abandono.

HERRAMIENTAS Y ACCIONES PARA EL LUNES

- Antes de aprobar cualquier ampliación de capacidad instalada, exige que el expediente incluya la proyección de ocupación a cinco años contrastada con la Ley de Roemer.

- Cuenta públicamente, en el próximo acto de tu institución, una historia de prevención con nombre y apellido. Es la intervención más barata de este capítulo y la única que cambia lo que la siguiente generación va a desear.

EPÍLOGO

El Bombero que Decidió Construir Cortafuegos

Todo bombero, en algún momento de su carrera, se hace la misma pregunta que este cuaderno le ha hecho al lector capítulo tras capítulo.

¿Por qué seguimos construyendo camiones cada vez más rápidos, mangueras cada vez más potentes y cuarteles cada vez mejor equipados, si nadie invierte con la misma pasión de ingeniería en que el bosque deje de incendiarse?

La pregunta no tiene una respuesta cómoda.

Admitirla en voz alta obliga a reconocer que buena parte de nuestro prestigio profesional, de nuestro presupuesto institucional y de nuestra identidad colectiva como sistema de salud se construyó durante generaciones sobre la escenografía del rescate. No sobre la aritmética silenciosa de la prevención.

Y sin embargo, cada uno de los cinco capítulos ha mostrado, con nombres propios y evidencia verificable, que existe otro camino.

Transitado ya por quienes decidieron, en algún momento de su propia carrera, dejar de admirar solo el camión de bomberos y empezar a preguntarse cómo se construye un cortafuegos.

Costa Rica lo hizo con sus EBAIS. Brasil, con su Estrategia de Salud de la Familia. Ecuador lo intentó al adoptar el Modelo de Atención Integral de Salud Familiar, Comunitario e Intercultural como estrategia orientadora, y al llevarlo al territorio con los Equipos de Atención Integral y la estrategia Médico del Barrio.

John Snow lo hizo con una manija de hierro en 1854.

Y tú, lector, si has llegado hasta esta última página, probablemente ya sospechas —quizá desde antes de abrir este cuaderno, aunque no tuvieras todavía las palabras exactas para nombrarlo— que también quieres construir el tuyo.

No existe una fórmula única para hacerlo.

Cada país, cada institución, cada territorio arrastra su propia historia de incentivos heredados, de presupuestos congelados y de resistencias particulares.

Pero existe un vocabulario común, una serie de diagnósticos con nombre propio y una dirección clara hacia la cual caminar. Este cuaderno se ha esforzado en ofrecértelos con toda la precisión técnica y toda la hondura narrativa de que hemos sido capaces.

El Síndrome del Bombero Institucional. El Efecto Pieza Suelta. El Síndrome del Expediente. El Anticuerpo Institucional. La Fiebre de la Ocupación.

No son conceptos para memorizar.

Son las cinco preguntas que deberías hacerte, con honestidad brutal, la próxima vez que revises el presupuesto, el organigrama o el tablero de indicadores de tu propia institución.

La Medicina del Hermano Mayor no promete titulares. No promete estatuas, ni discursos de inauguración, ni entrevistas en los noticieros de la noche.

Promete, en cambio, algo que a quienes hemos pasado suficientes años dentro de este sistema como para desconfiar de sus aplausos fáciles nos ha terminado pareciendo mucho más valioso.

La certeza silenciosa de haber curado a tiempo. Aunque nadie, ni siquiera la persona que salvaste, llegue jamás a saber exactamente de qué la salvaste.

pareciendo mucho más valioso: la certeza silenciosa de haber curado a tiempo, aunque nadie, ni siquiera la persona que salvaste, llegue jamás a saber exactamente de qué la salvaste.

Que ese sea, de aquí en adelante, tu propio incendio a prevenir. Que esta sea, si algo de lo leído aquí resuena contigo, la primera manija que decidas retirar.

ANEXO

Caja de Herramientas del Bombero Institucional

Este anexo tiene dos entradas.

La primera es una **hoja de ruta de noventa días**, para quien prefiere avanzar por secuencia.
La segunda es una **entrada por patología**: si al leer el instrumento de autodiagnóstico reconociste una de las cinco con más claridad que las demás, empieza por ahí.

Ninguna de las dos exige implementarse completa. Están diseñadas para que cualquier directivo tome solo lo que su contexto le permita sostener, y avance a su propio ritmo sin que la magnitud del diagnóstico lo paralice antes de empezar.

Regla previa. Un principio a la vez. Los cinco simultáneos garantizan el abandono.

Entrada por tiempo: días 1 a 30 — Diagnóstico y nombramiento

- Solicita el desglose presupuestario de los últimos tres años, separado por nivel de atención, y calcula qué porcentaje se destinó a prevención frente a atención de urgencia o alta complejidad.
- Traza en una sola hoja, con tu equipo, el recorrido completo de un paciente típico por tu institución, marcando cada punto de transferencia entre profesionales o áreas.
- Instaura la práctica de que ningún profesional se refiera a un paciente por número de cama o diagnóstico sin haber usado también su nombre completo.
- Documenta durante un mes cada objeción técnica que recibe una propuesta de cambio, y anota cuántas vinieron acompañadas de una alternativa concreta.
- Revisa el indicador que tu institución celebra como principal signo de éxito y pregúntate si mide efectividad real o solo eficiencia de un propósito posiblemente equivocado.

Días 31 a 60 — Diseño y alianzas

- Selecciona una partida que lleve más de cinco años sin revisión estructural y aplícale, aunque sea como piloto, el ejercicio de presupuesto base cero.
- Elige una sola micro-red o barrio de tu territorio y diseña una intervención georreferenciada mínima viable de prevención.
- Diseña un campo breve y obligatorio en el expediente clínico para registrar un dato biográfico no técnico del paciente, y revisa si se está completando.
- Identifica a tres aliados potenciales fuera de tu área técnica inmediata —pacientes, comunidad, medios locales— que podrían sostener una reforma más allá de tu permanencia en el cargo.
- Organiza con tu equipo el ejercicio de diseño idealizado y documenta la distancia entre la respuesta y la realidad actual.

Días 61 a 90 — Implementación y sostenibilidad

- Aplica como piloto de un mes, en un solo servicio, los cuatro pilares del Cuidado Consciente, midiendo satisfacción del paciente y del personal antes y después.
- Diseña un indicador de daño evitado y empieza a reportarlo junto a los indicadores tradicionales, con la misma jerarquía visual.
- Designa a un responsable con nombre propio de ver el proceso completo en al menos una ruta crítica de atención, con autoridad real para señalar fallas de coordinación.
- Escribe la propuesta de reforma que presentarías si mañana se abriera una ventana. Diagnóstico, solución, costeo y primeros noventa días. Guárdala.
- Comparte este cuaderno, o al menos su idea central, con una sola persona que tenga el poder de cambiar algo pequeño esta semana.

Entrada por patología

- **Si reconociste el Síndrome del Bombero Institucional.** Empieza por el desglose presupuestario por nivel de atención. Y establece la regla de que todo recorte a una partida preventiva se acompañe de una estimación del daño esperado, firmada por quien lo propone.

- **Si reconociste el Efecto Pieza Suelta.** Empieza por el mapa del recorrido del paciente. Y asigna nombre propio —no área, no comité— a los tres resultados que más importan en tu servicio.

- **Si reconociste el Síndrome del Expediente.** Empieza por la Pregunta de Dignidad de Chochinov en un solo servicio durante un mes. Y cuenta cuántas veces se nombra a un paciente por su diagnóstico o su número de cama.

- **Si reconociste el Anticuerpo Institucional.** Empieza por escribir la propuesta antes de que exista la oportunidad. Y redacta tu historia del yo en un párrafo, sin cifras y sin siglas.
- **Si reconociste la Fiebre de la Ocupación.** Empieza por el ejercicio de diseño idealizado. Y añade a tu tablero un indicador de daño evitado, aunque sea imperfecto y aunque solo mida una patología.

Instrumento de autodiagnóstico rápido

Responde con honestidad cuáles de estas cinco afirmaciones describen a tu institución hoy. Cuantas más marques, con mayor urgencia deberías empezar por el capítulo correspondiente.

- Nuestro presupuesto premia, en la práctica, apagar incendios más que evitarlos. (*Síndrome del Bombero Institucional — Capítulo I)*
- Cuando algo sale mal, casi siempre encontramos a la última persona que tocó el proceso, no la causa raíz que lo produjo. (*Efecto Pieza Suelta — Capítulo II)*
- Nuestro personal se refiere a los pacientes más por su diagnóstico o número de cama que por su nombre. (*Síndrome del Expediente — Capítulo III*)
- Las propuestas de cambio mueren, casi siempre, por razones técnicas que nunca terminan de resolverse. (*Anticuerpo Institucional — Capítulo IV*)
- Celebramos la ocupación máxima de nuestras instalaciones como si fuera, sin matices, un indicador de éxito. (*Fiebre de la Ocupación — Capítulo V)*

El manifiesto para recordar

La Medicina del Hermano Mayor no busca gloria. Busca sentido.

No compite por el aplauso de la urgencia resuelta. Compite por el silencio, mucho más difícil de lograr, de la urgencia que nunca tuvo que ocurrir.

Financia lo que no ocurre, con la misma generosidad con que hoy financia el rescate.

Le pone un nombre a cada resultado, porque lo que pertenece a todos termina sin pertenecer a nadie.

Mide la dignidad, porque lo que no se mide deja, tarde o temprano, de importar.

Tiene la propuesta escrita antes de que se abra la ventana, y una historia capaz de convertir a un beneficiario difuso en un aliado.

Y mide el éxito, sobre todo, por las camas que nunca tuvieron que ocuparse.

BIBLIOGRAFÍA RECOMENDADA

I. Pensamiento sistémico y gestión pública

- Ackoff, R. L. (1974). Redesigning the Future: A Systems Approach to Societal Problems. Wiley.
- Ackoff, R. L. (1999). Re-creating the Corporation: A Design of Organizations for the 21st Century. Oxford University Press.
- Ackoff, R. L. y Addison, H. J. (2010). Systems Thinking for Curious Managers. Triarchy Press.
- Von Bertalanffy, L. (1968). Teoría general de los sistemas. Fondo de Cultura Económica.
- Meadows, D. H. (2008). Thinking in Systems: A Primer. Chelsea Green Publishing.
- Goldratt, E. M. y Cox, J. (1984). La meta: un proceso de mejora continua. North River Press.
- Wildavsky, A. (1964). The Politics of the Budgetary Process. Little, Brown and Company.
- Kingdon, J. W. (1984). Agendas, Alternatives, and Public Policies. Longman.

II. Filosofía y dignidad humana

- Pico della Mirandola, G. (1486). Discurso sobre la dignidad del hombre, edición bilingüe anotada.

- Marcel, G. (1927). Diario metafísico. Editorial Losada.
- Marcel, G. (1951). El misterio del ser, conferencias Gifford. Editorial Encuentro.
- Frankl, V. E. (1946). El hombre en busca de sentido. Herder Editorial.
- Tutu, D. (1999). No Future Without Forgiveness. Doubleday.
- Chochinov, H. M. (2007). "Dignity Therapy: Final Words for Final Days". Oxford University Press.
- Kleinman, A. (1988). The Illness Narratives: Suffering, Healing, and the Human Condition. Basic Books.

III. Historia, política sanitaria y economía de la salud

- Sima Qian. Shiji (Registros del Gran Historiador), capítulo dedicado a Bian Que.
- Huangdi Neijing, traducción de Ilza Veith. University of California Press.
- Roemer, M. I. y Shain, M. (1959). Hospital Utilization under Insurance. American Hospital Association.

- Lalonde, M. (1974). A New Perspective on the Health of Canadians. Government of Canada.
- Organización Mundial de la Salud y UNICEF (1978). Declaración de Alma-Ata.
- Organización Panamericana de la Salud (2010). Redes Integradas de Servicios de Salud. OPS/OMS.
- Starr, P. (1982). The Social Transformation of American Medicine. Basic Books.
- Blumenthal, D. y Morone, J. A. (2009). The Heart of Power: Health and Politics in the Oval Office. University of California Press.
- Porter, M. E. y Teisberg, E. O. (2006). Redefining Health Care: Creating Value-Based Competition on Results. Harvard Business School Press.
- Berwick, D. M., Nolan, T. W. y Whittington, J. (2008). "The Triple Aim: Care, Health, and Cost". Health Affairs, 27(3).
- Johnson, S. (2006). The Ghost Map. Riverhead Books.

IV. Poder, decisión y comunicación del cambio

- Smith, A. (1776). La riqueza de las naciones, Libro I, capítulo I.

- Ford, H. y Crowther, S. (1922). My Life and Work. Doubleday, Page & Company.
- Maquiavelo, N. (1513). El príncipe, especialmente el capítulo VI.
- Michels, R. (1911). Los partidos políticos: un estudio sociológico de las tendencias oligárquicas de la democracia moderna. Amorrortu Editores.
- Darley, J. M. y Latané, B. (1968). "Bystander Intervention in Emergencies: Diffusion of Responsibility". Journal of Personality and Social Psychology, 8(4), 377-383.
- Samuelson, W. y Zeckhauser, R. (1988). "Status Quo Bias in Decision Making". Journal of Risk and Uncertainty, 1(1), 7-59.
- Oreskes, N. y Conway, E. M. (2010). Merchants of Doubt. Bloomsbury Press.
- Ganz, M. (2009). "Why Stories Matter: The Art and Craft of Social Change". Sojourners Magazine.

V. Literatura y poesía

- Whitman, W. (1855). Hojas de hierba, especialmente "Canto a mí mismo".
- Oliver, M. (1990). "El día de verano", en House of Light. Beacon Press.

VI. Fuentes y proyectos relacionados

- Rodríguez B., I. (2026). El imperio de los cuerpos rotos. Blog oficial de El Médico Consciente.
- Rodríguez B., I. (2026). Enfermos de gestión. Cuadernos del Médico Consciente, Volumen I.
- Rodríguez B., I. (2026). No somos carne de sacrificio. Cuadernos de Florence, Volumen I.
- Rodríguez B., I. (2026). El salario de la vocación. Cuadernos de Florence, Volumen II.

CÓMO CITAR ESTE LIBRO

Para facilitar su uso en trabajos académicos, se sugiere la siguiente forma de cita.

APA (7.ª ed.): Rodríguez B., I. (2026). *La Medicina del Hermano Mayor: Por qué seguimos financiando la enfermedad en lugar de la salud* (1.ª ed.). Cuadernos del Médico Consciente, Vol. II.

Vancouver: Rodríguez B I. La Medicina del Hermano Mayor: Por qué seguimos financiando la enfermedad en lugar de la salud. 1.ª ed. Cuadernos del Médico Consciente, Vol. II; 2026.

Para citar un concepto: Rodríguez B., I. (2026). Síndrome del Bombero Institucional. En *La Medicina del Hermano Mayor* (2.ª ed., cap. III). Cuadernos del Médico Consciente, Vol. II.

ISBN, DOI y datos de edición se consignan en la página de créditos.

SOBRE ESTA OBRA

La Medicina del Hermano Mayor es el segundo volumen de los **Cuadernos del Médico Consciente** y continúa la serie de este amplio proyecto. Procura abordar un tema que aunque suele ponerse de moda cada cierto tiempo, no termina de ser atendido en su total magnitud, quedando por ello reducido a un conjunto de buenas intenciones y declaraciones con poca utilidad práctica y acciones: la Prevención en Salud.

Los cuadernos no son manuales. Son textos breves, escritos para ser leídos completos, que toman un problema del sistema de salud, lo nombran con precisión y ofrecen algo que se pueda usar desde el siguiente lunes.

LAS DOS SERIES

Dos miradas sobre el mismo sistema

Todo lo que ocurre en un sistema de salud puede verse desde dos lugares.

Desde el escritorio donde se decide y desde la cama donde se cuida.

Ninguno de los dos ve el sistema completo. El que decide no ve el efecto de su firma. El que cuida no ve el cálculo que la produjo. Y entre ambos hay una distancia que este proyecto entero intenta recorrer.

Los **Cuadernos del Médico Consciente** miran desde el primer lugar: la gobernanza, el presupuesto, el indicador, la decisión.

Los **Cuadernos de Florence** miran desde el segundo: el turno, la dotación, la voz que no se escucha, el trabajo que no se cuenta.

No son colecciones separadas. **Son dos caras de la misma moneda, y cada libro de una tiene su contraparte en la otra.**

Leerlos todos no es repetir. Es completar una figura que ningún volumen aislado puede dar.

Cuadernos del Médico Consciente · Volumen I — Enfermos de Gestión
Diez enfermedades organizacionales que están destruyendo los sistemas de salud

En Babilonia, hace treinta y ocho siglos, la ley ordenaba cortarle las manos al cirujano cuyo paciente moría.

Nos gusta citar ese código como el ejemplo de una barbarie que dejamos atrás. Es un consuelo falso. En un aspecto decisivo, Babilonia era más avanzada que nosotros: legisló también sobre el hombre que dejaba de reforzar el dique.

De las dos leyes conservamos exactamente la equivocada. Al que sostiene el dique roto con las manos lo juzgamos. Al que dejó de repararlo lo ascendemos por austeridad.

Los sistemas de salud no fallan solo por falta de recursos. **Enferman**. Desarrollan patologías propias —repetidas, estables, transmisibles— que ningún tablero registra porque ningún tablero fue diseñado para registrarlas.

Este cuaderno nombra diez de ellas. Las rastrea hasta los quipus del Tahuantinsuyo, hasta la primera huelga documentada de la historia, hasta el puerto de Sevilla donde un control impecable garantizó la carencia al otro lado del océano. Y las devuelve, con nombre técnico, a la reunión del lunes.

No propone un modelo. **Propone un vocabulario.**

Porque lo que no tiene nombre no se discute en un directorio. Lo que no se discute no se mide. Lo que no se mide no se corrige. Y lo que no se corrige se hereda.

Diez diagnósticos. Un instrumento de una página. Y una sola pregunta:

¿en qué parte del sistema estás tú?

Léelo si *La Medicina del Hermano Mayor* fue tu primer libro y deseas comprender el marco en el que ocurren muchas de las decisiones que encontraste aquí.

Cuadernos de Florence · Volumen I — No Somos Carne de Sacrificio

Sobre lo que se le pide a quien cuida, y sobre el altar donde se lo pide

Agamenón sacrificó a su hija para que los barcos pudieran zarpar. Los sistemas de salud repiten esa operación todos los días con una diferencia: nadie firma la orden y nadie recuerda haberla dado.

Este volumen recorre seis figuras. Ifigenia, la que se sacrifica para que otros avancen. Agnódice, que necesitó un nombre prestado para que le creyeran lo que sabía. La entropía del abandono, que es lo que la física ya explicó y la gerencia hospitalaria todavía no. La objeción fundada, que es la diferencia entre quejarse y sostener una posición técnica. La Cadena de Áulide, donde la orden llega sin autor. Y Antígona, la que entierra a su hermano y habla.

Cierra con el **Protocolo Agnódice**: cinco fases para pasar del silencio a la autoría.

Léelo si dirigiste alguna vez un equipo de enfermería y quieres entender qué está pasando realmente en tu servicio. O si eres tú quien está en ese servicio y necesitas los nombres técnicos de lo que ya sabías.

Cuadernos de Florence · Volumen II — El Salario de la Vocación
Por qué el trabajo que sostiene el sistema es el único que no aparece en las cuentas

En 1860, Florence Nightingale fundó la primera escuela de enfermería del mundo moderno. Antes de eso, alguien ya había construido la profesión y la historia no le puso el nombre.

Este volumen sigue el rastro del dinero. La enfermera invisible y la deuda fundacional. La matemática del silencio: el trabajo que ninguna cuenta registra. El uniforme y el ángel, que es cómo se fabrica una figura moral para no tener que pagarle a una profesional. La aritmética de las camas vacías, donde el tomógrafo es inversión y la enfermera es gasto. El diagnóstico que nadie firma. La geografía de la dignidad, que demuestra que esto no depende de la riqueza de un país. Y la guerra sin medallas.

Cierra con el **Expediente de Valor**: seis secciones para llevar a una negociación presupuestaria el número que hoy no existe.

Léelo si alguna vez tuviste que defender una dotación de personal y te faltaron argumentos que no fueran morales.

Lo que viene — Memorias de un Salubrista
Primera novela de la saga de Rafael Caballero — en preparación

Los cuadernos analizan. La novela cuenta.

Memorias de un Salubrista sigue a Rafael Caballero desde el momento exacto en que nace una vocación —esa mañana precisa, casi siempre banal, en que alguien decide que va a dedicar su vida a esto— hasta mucho después de que la vocación haya sido puesta a prueba de todas las maneras posibles.

Es la historia de una subida. La formación, los primeros turnos, el primer cargo, el ascenso que parecía imposible y ocurrió. La cima, con todo lo que la cima tiene de vértigo y de soledad.

Y es también la historia de una caída, contada sin coartadas: lo que se pierde, quién se queda, qué queda de un hombre cuando le quitan el cargo que creía que era él.

Y de lo que viene después, que es lo más difícil de narrar y lo único que de verdad importa: **la lucha por volver a ponerse de pie.**

Todo lo que estos cuadernos explican con conceptos, la novela lo cuenta con nombres, con noches y con consecuencias.

Anuncios sobre su publicación en
elmedicoconsciente.com

SOBRE EL AUTOR

Itamar Rodríguez Bermúdez es médico y especialista en Salud Pública, con maestría por la Universidad de Granada.

Ha ejercido en los dos extremos del sistema sanitario. En el territorio, donde las decisiones llegan convertidas en carencia o en posibilidad. Y en la conducción, donde se firman —a veces sin saberlo del todo— las decisiones que producen ambas cosas. Ha trabajado en planificación estratégica, auditoría médica, organización de redes integradas de servicios y respuesta ante emergencias epidemiológicas, en contextos de alta complejidad y recursos limitados.

Actualmente dirige un centro de salud mental ambulatorio, donde intenta construir un modelo de atención que ponga la recuperación de la dignidad de la persona en el centro de la operación y no en el preámbulo del plan estratégico. Trabaja además como consultor en gestión y transformación de sistemas de salud.

Guayaquileño de origen, con raíces familiares en Manabí y en Guaduas, vive en Quito. Es padre de dos hijas.

Escribe porque los conceptos que faltan hacen más daño que los recursos que faltan, y porque le parece que buena parte de lo que sabemos sobre gestión sanitaria está escrito en un idioma que nadie puede llevarse a la cama. Le interesan la historia poco transitada, la filosofía práctica y las instituciones capaces de recordar para qué fueron creadas.

Es fundador de *El Médico Consciente*, un espacio de escritura y análisis para profesionales de la salud, estudiantes y ciudadanos, y de *El Rincón de Florence*, dedicado al mundo del cuidado.

Trabaja en la creación de la **Fundación ANKRA**, orientada a la reparación del tejido social: alimentación, techo, protección sanitaria y psicológica, educación, acompañamiento y preparación productiva para quienes hoy están fuera de todo — personas en movilidad humana, personas que habitan la calle, madres adolescentes, mujeres y niños víctimas de violencia, adultos mayores sin cuidadores.

La Medicina del Hermano Mayor es su segundo libro con el que aspira a enriquecer la discusión sobre los sistemas de salud.

www.elmedicoconsciente.com
info@elmedicoconsciente.com

Continúa la Conversación

Una invitación para quienes llegaron hasta aquí

Si este segundo cuaderno resonó contigo con la misma fuerza que el primero —si alguno de los cinco diagnósticos te incomodó de la manera correcta, si la manija de John Snow o el hermano mayor de Bian Que se quedaron rondando tu cabeza más de lo que esperabas—, entonces lo que estás experimentando, otra vez, no es el final de una lectura. Es la continuación de algo más largo, que ya lleva dos volúmenes y que seguirá creciendo mientras existan sistemas de salud dispuestos a curar tarde en lugar de a tiempo.

La Newsletter

El Médico Consciente publica análisis periódicos sobre gestión sanitaria, liderazgo en salud pública y pensamiento sistémico aplicado al contexto latinoamericano. Encuéntralos en www.elmedicoconsciente.com *y contáctanos en* info@elmedicoconsciente.com

El Blog

Ensayos, casos de análisis y reflexiones quincenales que alternan entre El Médico Consciente y El Rincón de Florence, explorando desde ambas trincheras del sistema de salud las patologías institucionales que los indicadores no muestran. Disponible en www.elmedicoconsciente.com

LinkedIn

Búscame como Itamar Rodríguez Bermúdez en LinkedIn.

Formación en Liderazgo Sanitario

El Médico Consciente desarrolla programas de formación para directivos y equipos de salud que quieran transformar sus modelos de gestión desde adentro. Escríbenos a través de info@elmedicoconsciente.com

"Eso será medicina para tu carne y refrigerio para tus huesos."

www.ingramcontent.com/pod-product-compliance
Lightning Source LLC
LaVergne TN
LVHW100728061126
851857LV00011B/441
9789907018035